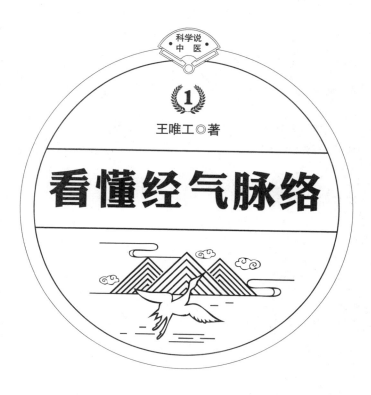

科学说中医

①

王唯工◎著

看懂经气脉络

海南出版社

·海口·

《气的乐章》

王唯工 著

中文简体字版 © 2021 年由海南出版社有限公司出版发行

版权合同登记号：图字：30-2020-150 号

图书在版编目（CIP）数据

看懂经气脉络 / 王唯工著 . —— 海口：海南出版社，
2021.7 （2024.2 重印）

（科学说中医）

ISBN 978-7-5443-9732-2

Ⅰ.①看… Ⅱ.①王… Ⅲ.①经络－研究 Ⅳ.
① R224.1

中国版本图书馆 CIP 数据核字 (2020) 第 253885 号

看懂经气脉络
KANDONG JINGQI MAILUO

作　　者：王唯工
出 品 人：王景霞
责任编辑：张　雪
策划编辑：李继勇
封面设计：尚悬堂·叫默 BOOK DESIGN 13261351222
责任印制：杨　程
印刷装订：三河市祥达印刷包装有限公司
读者服务：唐雪飞
出版发行：海南出版社
总社地址：海口市金盘开发区建设三横路 2 号
邮　　编：570216
北京地址：北京市朝阳区黄厂路 3 号院 7 号楼 102 室
电　　话：0898-66812392　010-87336670
电子邮箱：hnbook@263.net
经　　销：全国新华书店
版　　次：2021 年 7 月第 1 版
印　　次：2024 年 2 月第 2 次印刷
开　　本：787 mm × 1 092 mm　1/16
印　　张：14.5
字　　数：171 千字
书　　号：ISBN 978-7-5443-9732-2
定　　价：46.00 元

编者序

关于"中医科学化",长久以来,一直存在着几种不同的声音。有一群人将科学化解释为西医化,认为中医落后于西医,不屑于从事气与经络的科学化研究;另有一群人认为中医本身是另一套独立的体系,和科学不相关,只需要回到中医体系中研究经典就好;还有一群人认为中医体系即是科学的体系,不须再于此多做辩证,应思考中医本身的优势,以中医的思维来思考中医的未来。当然,也有一群科学家,不论主客观条件如何,不管理念如何分歧,他们在相信中医的信念下,默默地为中医的科学化和中医的现代化努力着。

在这当中,最具时代意义的,当数王唯工教授的论述。

王唯工教授通过脉搏与生理现象的关联,以压力和共振理论来类比血液在人体中的运作,成功地突破了中医科学化的困境。他不仅为传统中医建立了一套现代化的语言系统,同时也为长久以来破绽百出的西方循环理论找到了一个新出口。更难得的是,他所独创的这套气血共振理论一方面与传统中医的精神极为契合,另一方面还能够进行数字化与公式化,这是此前倡导中医现代化、科学化的人所没有做到的。

王唯工教授以此理论为契机,开启了一连串的科学实验和长达数十年的临床验证,随着一本本图书的问世,他的气血共振理论也日趋完善。他深入浅出地解释了许多现代病的病因和诊治重点,对中医的许多概念和原则进行了数学、物理、生理学上的解释，这对人类的健康和生命科学来说，无疑是一个很好的开端。我们看到，在这些先后问世的著作中，王唯工教授不仅通过气血共振理论对病毒感染、高血压、心血管堵塞、水肿等疾病提出了崭新的看法，他还结合传统中医和现代科学的理论对肾、肺以及颈等人体关键部位提出了独特的见解。王唯工教授用他独有的血液循环与能量医学的观点，告诉大众如何通过正确的饮食和运动达到养生保健的目的。他一再主张："西医是治你不死的学问，中医是让人活得快乐的学问。"通过对这套理论的不断探索、扩展和延伸，他找到了一个让中医以科学语言与普通大众进行沟通的方法，让不懂中国传统文化思维的人也能理解中医的内涵，理解"气""经络""阴阳五行"等之于人的意义。

王唯工教授以科学说中医，让我们很自然地对中医的科学基础充满了信心。中国台湾省的著名老中医马光亚先生评价说："古人言脉，大都是在脉的形象上兜圈子，王教授则是研究脉的原理，认定'气'是脉的原动力，并具体说明气血共振的道理，这是更上一层的成就。"美国国家科学院、工程学院、医学院院士冯元桢先生说："中医确实需要科学化，本书是应时而生。"

当然，一个新理论的诞生，也必然将面临观念、临床以及时间的考验与修正，甚至必须面对一些非理性与教条式的反对。而且，这套书所阐释的中医的科学基础也还有待进一步巩固和发展。作者认为，作为一个现代中国人，我们不仅要研究和发扬传统中医的王道医术，也要利用现代医学的优点，像靶向治疗、外拉手术甚至器官移植等就非常值得我们去学习并应用。西医的理论，治病的方法，药物的开发多是依靠统计学，也就是所谓的相关性，他对这些问题也进行了深入的探讨。无论是中医还是西医，这本应是人类医学相辅相成的一体两面，我们没有必要把时间浪费在争论孰是孰非上。所以，作者希望能够有更多的人投入中医科学化、现代化的研究中，希望可以用大规模的人体实验，有系统地分类，有层次地规划，来证明中医的实用性，来阐明中医诊治和中药配方的科学原理。他希望这套书可以作为一个垫脚石，能让后来者充分利用，进而用力地踏着它奋勇向前。

正如习近平主席于 2020 年 6 月 2 日在专家学者座谈会上的讲话中所说的："要加强研究论证，总结中医医药防治疫病的理论和诊疗规律，组织科技攻关，既用好现代评价手段，也要充分尊重几千年的经验，说明白、讲清楚中医药的疗效。"作者数十年前探索中国传统中医科学化、现代化的新思维、新方向的努力和勇气，与此不谋而合。也正是在这种数十年如一日的坚持下，在数以万计的患者的验证下，王唯工教授的理论在逐渐开花结果，基于这个理论而开发的脉诊仪也已服务于病患。

我们在想，这样一个以中国传统文化为根基，却又吸收了最先进的现代科技手段的创新理论，在接下来会如何发展呢？它对传统中医的拓展能不能得到大众的认可呢？又或者说，它能不能对我们的日常生活观念产生更加有益的引导呢？

我们对此拭目以待。

目 录

第一章　气
回到未来的年代

第二章　共振
中医的现代科学解释

第三章　脉诊

未来医理的基础知识

● 复健与运动生理学

● 胎教与电磁场的影响

自序

由中医看中华文化

西方有句谚语，"不要把洗澡盆中的婴儿与脏的洗澡水一起倒掉了"，这句谚语打了个比方，我且由这个比方来分析。婴儿是中华文化的优良部分，而脏的洗澡水就是中国传统中恶的部分。在海峡这一边，自从老蒋叫出"复兴中华文化"，就把婴儿一直泡在脏水里。如今婴儿固然还在，但是头上长疮，脚底流脓，为什么呢？因为不论好的坏的，他一律照单全收。而大陆那一端，把脏水倒了，澡盆也洗干净了，但如今在到处找婴儿。为了避免孔子变成"韩国人"，赶紧把孔子像立在天安门广场毛主席的对面。"打个比方"其实就是中华文化的一大特色，就是类比逻辑。

在西方的文字中，主要用的是数位逻辑，一切由 0 和 1，也就是阴阳来组成，例如 a 是 00000，b 是 00001，26 个字母用 2^5 即 32 个代号就够了，就能组成所有的字母及句子。

而汉字呢？所有的部首，虽然只有代号可以用数位逻辑代表，但各个部首也自有其类比的意义。所以中文可以拆字，英文就不行。中文的金银钢铁之金边，是部首，也同时代表其为金属。

在中华文化中，优美的部分还有八卦及《易经》。八卦是 2^3，是由阴阳重复三次造出来的。由西方数位逻辑来看，八封不过是三位元的代号而已，而《易经》六十四卦是 $2^3 \times 2^3$，不过是六位元的代号而已。但在中华文化中，却用《易经》中的每一卦来代表某一种天下大势，而每一爻就是自身所处的地位，因而《易经》就成了高深的治国平天下的大道理。

中华文化的另一精华是中医。中医以脏象、经络为基础，推演出特有的整体观，成为持整体治疗观的最先进的医学思想。综观中华文化中的优点，汉字、《易经》、中医，都是由数位逻辑进行推演，进而以类比逻辑推广其用，所以无时无刻不回到具象的意义上来，不会因为不断细分，而失去方向或整体感。

而中华文化中的脏水呢？那就是五行假说。五行假说把世上一切事物皆分为金木水火土，认为其相生相克，而且深以为天下之道皆尽于此。

五行理论可以在中医中应用，可以描写部分脏象，那是因为心跳是周期性的，因此与心跳共振之器官，必有其对应之谐波。考虑到谐波之间的相互作用，例如本书中所谈的二、四、六谐波，或三、六、九谐波等和弦，所以让五行来描述脏象可能也有七至八成的正确性。

但一些没有周期特性的事物，如五色、五音、五果、五蔬……如果事事都想塞进金木水火土的模板而且符合相生相克之说，那恐怕连两成三成的正确性都困难。而阴阳家、茅山道士一再穿凿附会，生硬地将之套进各种生活事物之中。（于是地球有五大洲，太阳系有五大行星……如果发现了第六个行星，就只好辩解六与五也差不多嘛。那么如何相生相克呢？只好阿Q一下喽！这种文化不断发展就成为脏水、酱缸。）

清末时，此邪说到达极盛期，于是白莲教、义和团也就应运而生。当西洋的坚船利炮打碎了这个五行相生相克的美梦，《差不多先生传》《阿Q正传》就是文人对这些脏水、酱缸的反讽，但是人们找不出问题的根源。有识之士高喊"中学为体，西学为用"，却不知体为何物。

这个荒谬的五行理论无限放大，也造就今天台湾的电视节目中，既有灵异，更多算命，又有介绍各种求财、求姻缘、改运的风水、法术、摆饰。将军们不问战技问鬼神；交通单位为求减少事故不问安检，只求改大门；大街小巷神坛林立，拜着古今中外各色鬼神，以致神棍充斥，淫僧横行。

阴阳就是0和1，是所有数位逻辑的基础，再给阴阳以类比的意义，即男为阳女为阴，天为阳地为阴。将万物皆分为阴阳，到此为止没什么不妥。在八卦与《易经》的演化中，同时也对各卦给予类比的意义。这是中华文化整体观的源头，整体观就是随时回头看全局，是由类比逻辑延伸而来的。西方文化的根源全为数字逻辑，其不断发展，愈分愈细，造成见叶不见林、见分子不见身体的微观发展，虽然进步神速，却忘了考虑身体是整体的。社会也是整体的，局部的过度发展未必对整体有利。金融海啸、全球气候变暖都是只求局部利益、一己利益的极大值所造成的恶果。

祖国大陆尊崇唯物论，也就是一切讲科学、讲证据的精神，的确将牛鬼蛇神一网打尽，但是却失去了婴儿，忘了自己由何而来，自己的文化优点何在。

我们对中华文化的发展有以下的期许：

一、电脑如能同时使用数位及类比逻辑，将使汉字的文书处理大大加速，每人每天省半小时处理文书的时间，这对整个国家的发展，意义是何等重大。而拥有同时使用这两种逻辑的电脑，中医之整理、简化，也会有革命性的进步。

二、简体字应再检讨，把一些简化到失去类比意义的字，重新设计，以保留文化中的精华。例如"葉"简化为"叶"，叶如何与"树葉"有关联，我实在参不透！

缘 起

五十八年前①，即对日抗战中最苦的一年，在重庆郊外一个偏远穷困的村中，天微亮时母亲自个儿生下了我，两位兄长去请产婆尚未回来。刚死了两个女儿的母亲以自备的用具，勇敢地剪断了脐带。两周的肚脐发炎，没带走我的小命，只留下一个大而深的肚脐眼。

小时候，我患有多动症。两岁时，玩小凳子压碎了睾丸，痛得死去活来，现在总觉得一个睾丸大些，一个小些。四岁时，被铁锤重击印堂穴，血洒了一地，好在没打瞎眼睛，却换来了包拯的黑脸，加上两眉间的大印记。从此头部循环不良，但也因此治好了多动症的毛病。六岁时，从四米高的树上掉下来，半小时才醒过来，可能受了内伤吧，后来左背之天宗、膏肓穴间长出恶疮，半年不收，愈后结成长约一寸②的下陷恶疤。八岁时，被石块击中右头部脑空穴、玉枕穴附近，血浸半身。九岁时，被毒虫咬，毒液散布，全身浮肿发斑，住院三天才脱离险境。

最近研读中医及一些命理，才发现原来我的命是"日月反背"，很难养大的，难怪以前算命先生总说"这孩子，过了十岁再来算"。

---

① 本书创作于 2002 年。——编者注
② 一寸约 3.33 厘米。——编者注

十岁以后大灾大难是没了，可是印堂、玉枕、膏肓三穴的旧伤都纠缠不去，癫痫头、鼻炎、耳鸣、头晕、喉咙肿大、痤疮……一直到上大学，真是要活不下去了，整天头昏眼花、失眠、鼻涕倒流、齿牙动摇、以口呼吸……大三时，决定去学太极拳，这才由此门户进入气的世界，漫游三十余年。自己的体会最为真切。当第一次使用脉诊的工具时，量出了我胆经的循环，到头上去的血液，是一般人的三分之一。也由脉诊的指引，找到了这三个旧伤，这才开始不断复健。于是气的研究与脑的开窍，一起进行，一起发展。

这本书的内容，是过去二十年来的自我体验，并包含与病人、学生一起学习、研究而来的一些心得，大多经过小心的求证，不过也有些大胆的假设。且就当是汉唐医学现代化的起始点，一块垫脚石，一个入口站，希望大家踏着前进。

在我研习中医的过程中，曾多次就教于马光亚先生、黄明德先生、周左宇先生和魏开渝先生，四位前辈给予我的助益极深，特此感谢。

最后，感谢楼宇伟先生的热心协助，让本书顺利出版。

现代生物医学的盲点

⇒ 近代十大死因多与循环有关

近年来生理教学上出现了一些消长趋势，血液循环在生理学课本里的篇幅在不断地缩小，神经学、内分泌学等其他课程却在不断增加。为什么？这是因为旧的循环理论经过验证之后，有许多无法自圆其说的部分，所以被引述的比重愈来愈小。但事实上，心血管疾病、中风、糖尿病等循环方面的现代病，却是愈来愈多。由此可见现在的循环理论是有问题的，否则不应该如此。

表1是中国台湾民众十大死亡原因及造成中国台湾民众死亡的十大癌症，表2是美国民众的十大死亡原因。中国台湾民众的十大死亡原因与美国的相当接近，不过我们的第一名是癌症，而且比脑血管疾病高很多。我们的心脏病比较少，癌症比较多，表示我们的生活环境比美国恶劣。我们的意外事故也比美国多（其实事故多也可以说是环境比较差，这代表整个交通环境质量较为低下）。如果我们把自杀及事故这两项跟生理较无直接关联的因素拿掉不看，其他的死亡原因大部分都是由于循环不良造成的：脑血管疾病是循环病、心脏病是循环病、高血压是循环病，癌症、慢性病、肺炎、肾炎，也都是循环病。

表1

2001年中国台湾民众十大死亡原因			2001年造成中国台湾民众死亡的十大癌症		
排序	死亡原因	每十万人口死亡数（单位：人）	排序	癌症名称	死亡人数（单位：人）
1	恶性肿瘤（癌症）	147.68	1	肺癌	6,555
2	脑血管疾病	58.82	2	肝癌	6,415
3	心脏疾病	49.25	3	结肠、直肠癌	3,457
4	事故伤害	42.58	4	胃癌	2,446
5	糖尿病	40.79	5	口腔癌	1,560
6	慢性肝病及肝硬化	23.45	6	乳腺癌	1,241
7	肾炎、肾症综合征	18.15	7	非霍奇金淋巴瘤	1,024
8	肺炎	16.77	8	食管癌	999
9	自杀	12.45	9	胰腺癌	992
10	高血压性疾病	7.90	10	子宫颈癌	939

中国台湾"卫生署"公布的中国台湾民众的十大死亡原因与美国相当接近，不过我们的第一名是癌症，而且比脑血管疾病高很多。美国人的第一名是心脏病，相对的，我们的心脏病、脑血管疾病死亡率都还比较低。这可能与双方的饮食习惯差别有关。

一般人直觉上可能会觉得有些现代病好像与血液循环没有直接关系，但如果你仔细想想，就会知道这些病均是循环的问题。譬如为什么我们会患上肺炎或肾炎？患上肺炎的最主要原因，是因为细菌躲在肺里。细菌为什么不躲在别的地方而躲在肺里？那是因为肺的循环不好，成了偏远地区，好比身体里有一个"强盗窝"，坏的东西都躲到那里去了。

表 2

	2000年美国民众十大死亡原因
1	心脏病
2	恶性肿瘤(癌症)
3	脑血管疾病
4	支气管炎、肺气肿及气喘
5	事故伤害
6	糖尿病
7	肺炎
8	阿尔茨海默病
9	肾炎、肾症候群及肾变性病
10	败血症

资料来源：National Vital Statistics Report，Vol.49，No.1

血液循环可以说是身体用以统治每一个器官及组织的工具，血液循环里面包含所有我们进攻、防守所需的物质。当肺的循环受阻时，白细胞、抗体无法顺利输入，细菌便容易滋生，因而患上肺炎。同样的道理适用于全身每个部分——气管的循环不好，细菌生长容易，就会患上气喘。

所以，如果我们要彻底解决现代病、远离十大死因，就必须从血液循环着手。

⧹ 旧的循环理论有问题

基因疗法无助于改善十大死因

然而，自从 1970 年之后，关于循环理论的论文就渐渐少了，因为研究不出新东西来。现代生物医学的主流是基因，科学家们至少做了二十年以上的遗传工程的研究，可是有多少疾病是经由这些研究工作真正治好的呢？

前述十大死因并没有任何一项因为基因的研究而有重大改善。十几年前基因疗法开始发展时，大家都希望这些病都是因为遗传造成的，希望找到心脏病的基因、癌症的基因、脑卒中的基因等等，医学界的专家们一直在从事这样的研究。关于糖尿病的研究也非常多，人们一直想找出到底哪些基因与糖尿病有关。可是到目前为止并没有显著的成果，反而因为饮食习惯与环境的改变，糖尿病流行率在美国已达7%，在中国台湾也已达3.5%。

因此，对于基因工程，我们应该从两个方向去想：第一个方向是基因工程学本身有没有缺陷？第二个方向是基因工程能否治所有的病？

人类基因组图谱在2001年的时候就已经公布了，但所谓的基因疗法对十大死因，却没有一项是有直接疗效的。基因疗法可以治疗什么疾病呢？有的，如美国有线电视新闻网（CNN）报道的原发性免疫缺陷病就可以治疗，但这种病症只是少数人的死因，而且自1999年起许多基因疗法的研究都暂停了。为什么呢？因为当初研究单位以为基因治疗是风险较低的，所以临床实验许可发得很松。直到一位年轻病人在宾夕法尼亚大学因此致死的案件发生后，美国食品药品监督管理局（FDA）的看法才趋于保守。以前人工心脏的研究也是如火如荼地展开的，但现在几乎都中止了。基因疗法的结局很有可能与人工心脏一样。赛雷拉基因组（Celera Genomics）公司创办人克雷格·文特尔（J. Craig Venter）先生就在2001年初即离开该公司的前一年宣布，他认为未来生物医学的走向是蛋白质疗法（Protein Therapy），真正可用基因来治的病并不多。长时间以来，在发达国家的十大死亡原因当中，我们所知道的疾病没有一个是可以用基因疗法来治疗的。

换句话说，即便我们解开了人类所有的基因，仍有一个最根本的问题要面对——这些基因的功能为何？好比说纵使我们有台湾两千三百万人的名单，可是若不了解每一个人的行为和他所占的位子及重要性，我们仍然无法得知台湾的社会是如何运作的。假使从这份名单中随便抽一个人出来，人数最多的基层公务人员、劳工和农民被抽中的概率一定是最高的。但是，我们能就此掌握台湾的运作优势或是发展趋势吗？在做基因疗法时也是一样：我们随机抓一个基因出来，那个基因很可能是最不重要的，因为越不重要的基因数量越多，越是具有调控性的基因数量越少。所以，即使我们解开了所有的基因密码，但若不了解它的功能，依然不知道疾病发生的问题所在。

根据报道（2001年8月7日《联合报》），哈佛大学华裔教授刘宗正说，人体共有三万多个基因，其中两万多个与心脏病相关。而他研究的有关心脏衰竭的一个子题，就与二百五十个基因相关！这样复杂的基因对应关系似乎很无奈地说明了基因疗法应用在主要现代病的治疗上还不切实际，甚至不可行。

现代科学研究之所以会走入这样的方向，主要有两个原因。其一是我们总是会做什么研究就做什么研究，所以有了基因研究的工具之后，大家就都去做基因研究；其二是循环理论始终没什么进步。旧的理论问题很多，新的理论又没有产生，这便导致循环类疾病成为十大死因这么久，医学界还找不出解决、治疗的方法。

从生命的发展来看，一个生命发育最活跃的时候是胚胎时期，所以假使一个胚胎的基因有问题，那么在胚胎发育的时期就应该会显现。通常胚胎成长的初期，是危险性最高的时候，也最容易流产。等到小婴儿生出来、慢慢长大到青春期，基因又活跃一次。假如他在这些关键时刻都活过来了，怎么会到二十来岁之后，基因又再出现问题呢？又怎么会在中年后患上高血压、心脏病呢？这是令人很难理解的。一个有问题的基因，应该在他的成长期即使用得最多的时候发病，怎么会等到老化之后才有问题？等到六十几岁生命都快要收摊的时候，才说基因问题是高血压的病因，在逻辑上显然有矛盾之处。

目前距离以基因治疗疾病的目标还非常遥远，这也是近来所谓的主流医学、基因工程所面对的最重大的挑战。

ᵴ 现代医学对疾病成因的认知盲点

相关性不等于因果关系

其实糖尿病、高血压并不是很难治愈的，问题是我们得知道病因是从哪里来的。现代医学没办法处理这些问题是因为还不了解这些疾病的成因，并且在基础知识的建立上有错误。一开始的假设就不对，所以只能在枝枝节节上处理症状，而没办法全面解决问题。要探讨这些疾病发生的原因，必须对血液循环的生理学有真正的了解。

我们以高血压为例。高血压的研究在西方进展非常缓慢，1999 年时，CNN 的一则新闻说，打鼾时血压会升高是医学上重大的发现。因为美国约翰·霍普金斯大学（Johns Hopkins University）证明了晚上打鼾与高血压有关，也就是说，一开始打鼾，血压就会上升。他们觉得这是了不起、不得了的发现，终于找到了一个与高血压直接相关的生理现象。

假如你懂得我们将在本部分中说明的高血压理论，就会知道高血压的发生是因为缺氧，打鼾也是因为氧气吸入不够。CNN 的这则新闻刚好印证了我们的理论。事实上我们也是基于这个理论治疗高血压的，而且很容易就能理解。血压高的病因有收缩压（高压）高与舒张压（低压）高之不同。收缩压高的病因种类较多，但如果能够清楚分辨循环受阻的病位与病状，大部分是可以治好的。对西医来说，最棘手的是舒张压过高。不过，事实上，按照中医的看法，舒张压高的病因比较明确——严格说来只有一种（一定是肺功能不好），在治疗上虽然并不更容易治，但是比较容易确定病因，治法也很标准。

不论是在生理学书籍还是医学书籍上，西方医学都极少探讨高血压相关的成因。虽然相关研究非常多，却仍然不清楚高血压发生的原因。即便从流行病学的立场来看，他们也只知道两个因子，一个是胆固醇会造成血管硬化，还有一个是甘油三酯高会造成血液黏滞度高。到目前为止，只有这两项原因是确定的。至于吃太多钠会导致高血压的假设，现在大家也开始质疑了。吃太多钠可能和肾脏病直接有关，但是很难推断出和高血压有直接的关联。由此便可发现，到目前为止，研究发现与高血压有关的生理指标，事实上是少得不得了，所以医学界才会认为晚上打鼾与高血压有关是个重大发现——居然找出了一个与高血压正相关的生理现象。

国外的研究因为有循环问题方面的盲点，所以通常是花了很多钱，却只做出小小的成果，然而这个小成果还能上 CNN 新闻。事实上，以"相关性"来做研究是现代人在生物学及医学上最常用的方式。但是"相关性"不等于"因果关系"，而且还可能造成误导，甚至对病人产生危险。举例来说：与年老有关的包括白头发、掉头发、掉牙齿、皮肤粗糙等等，这些相关性会不会造成人的死亡？这些是造成你老化的原因吗？现在的生命科学与医学的研究就有这样一个大毛病：一直在做相关性的研究，而不是去找现象之间的因果关系。结果就是同一个因造成了五百个果，我们找到了这五百个果之间的相关性，却还是找不到原因在哪里。

现代医学如此发达，每年都有许多论文被发表，但是我们在学理上好像没有什么实质的进展。十大死因名单上的那些病，自古就存在了：肿瘤、脑血管疾病、心脏病、糖尿病、慢性病等，自从有人类开始就有这些病。但为什么到了现代这些病会变成比较重要的死因？主要是因为导致古人死亡的原因中的第一名急性发炎，因为现代抗生素的发达，而使其排名向下掉了，其他死亡原因的排名因而向上推进。但是近年来这么多的研究，好像对这十大死亡原因的改善并没有太大的效果，送人进坟墓的还是这些病。为什么我们依然束手无策？主要是因为我们只找到了一些现象上的相关性——白头发与掉牙齿、白头发与皮肤粗糙、老年色素沉着与白头发……但这都是老化的结果而不是原因。即使做了很多这样的研究，但如果只是研究结果与结果之间的关系，那是找不出发病的原因的。

≋ 中医擅长治循环的病

从中医角度探索疾病的根源

本部分的立论宗旨就是要告诉你所有这些现代病的主要成因——血液循环的恶化。为什么这会变成现代疾病的共同原因却又无法治疗呢？主要是因为我们对血液循环的认识不够，我们所采用的基础理论不很正确，所以造成了大家一味地重视那个"果"，而忽略了共同的"因"。找到一大堆相关的"果"，但还是不会治那个病。就像打鼾跟高血压，这两者之间的相关性在于，会打鼾是因为呼吸道的循环不良，所以肌肉松弛、无力、下垂，故而造成打鼾，跟高血压一样都是循环不良的"果"。换句话说，假使你致力于类似的研究，能找到几千、几百个果与果之间的关系，但你还是不会治病。然而只要你能找到一个因，把它去掉，那么病就会好了。这个"因"正是本部分所要探讨的。要治疗现代病，我们只需针对一个共同的"因"——血液循环。

既然血液循环的因果无法在西医理论中找到答案，那我们就从中医理论中探索。事实上，整个传统中国医学就是在说明血液循环，故治循环的病正是中医的专长。许多西医无法回答的现象和人体运作的原理，都可以在中医理论中找到合理的解释。但是，中医的"气"与"经络"到底是什么？我们如何证明脉象的存在？如果旧的流量理论已经破绽百出，人体的血液循环又该以什么理论来解释？又为何我说治循环的病是中医的专长？

在中国，脉学已有三四千年的历史，却一直没有发展出一个理论基础。没有到数理化的层次，就不能成为科学。1983 年，我放弃了熟悉的神经科学，投入中医科学化的研究。现在我们已经可以用程序分析出病人是哪里的血液循环遇到了障碍。和古书的记载相对照，我们发现中医这些传统的医理都是对的。更有甚者，传统中医只能看二十八种脉象的变化，但我们用数学程序却能做出几亿种。这是什么意思？这表示今后我们能够更精确、更有效率地找出病因，对症下药。高血压病人不必吃西药吃到胃衰竭、脾衰竭，就能把血压降低；晕眩或听力丧失的病人，也许用力敲一敲就能当场痊愈，也不需要更复杂的治疗方法。很多慢性病、循环病也可以由外治改善，病人不必遭受割割补补的折磨。医疗更具效果，病人更无痛苦。

这是一种新的看待疾病与生命的眼界。

接下来的第一部分中，我会提出我的核心理论——一个新的血液循环理论——共振，并根据我们的研究结果，说明这个理论与中医、疾病和养生的关系。

第一章我提出了七个有关人体血液循环的问题：我们的心脏为什么长在离头顶四分之一的位置？为什么不和脑对调，就长在头顶？按照水往低处流的流量理论，水泵（心脏）在最高处才好输送水流，我们为什么没有长成章鱼的形状？人体的任何设计都是有道理的，我们必须找出一个能合理解释这些现象的新理论。

我以现代科学的眼光简单地解释了中医的"气"。气事实上是一种"共振"，也就是人体血液循环的动力。从这个角度，可以回答第一章的七个提问。

我将在第二章详述所谓"共振理论"。稍懂中医的人都知道，有时病人胃不舒服，是来自脾的毛病，但只知其然不知其所以然。如果了解了经络与共振谐波的关系，就会豁然开朗。中医的许多名词，都有物理学上的意义。我在本章会解释血压与高血压，并以一个简单的模型说明器官、经络、穴道的关系及其各自的功能。

第三章与脉诊应用有关。我们一直强调的血液循环重点是什么？身体中有一个地方血液到不了（缺氧），疾病就会从那里发生。我会解释脉诊仪上的几个指标，如何自脉象获知人体健康的总报告，哪里缺氧、血液如何分配，以及所谓循经传与越经传的原理。本章还谈了如何判断脉诊，如何区别气分和血分的病，如何判断病程。我们都知道静坐对身体很好，但是为什么？这一章也介绍了身体的自动补救系统以及安慰剂效应，广泛地探讨了心、脑、胃、脾方面的疾病成因，包括心律不齐、胃溃疡、更年期综合征、外伤等都可以以循环的观点来理解与诊治。同时，这一章我也谈到了五行与相生相克。

第四章有关我们日常生活中常有的小毛病，以及应该随时注意保养的一些观念。胸式呼吸好还是腹式呼吸好，练气功的原理，鼻病、背痛、感冒、失眠等的病因是什么。最后提供四季不同的养身之道。

最后是一些假设和推论。我会说明精气神的道理、运动时心跳加速的极限、胎教与电磁场的影响，甚至对专业运动员为何容易短命、为何练金钟罩对人体不好等也都能提出解释。

由血液循环的立场来看疾病，也如任何其他手段一样，不可能治愈所有的病。所以我们对现象的判断必须要很敏锐，哪个疾病能不能治，一开始就要很清楚。遗传性的疾病就不要想用改善循环的手段去治愈。

知道自己的极限，能做什么，不能做什么，才是科学的精神。西医的专长是危机处理，并擅长单一原因的研究；中医的长处则是在尚未明显发生重病之前的治疗，并且能以脉诊检视出复杂的病因。病的过程不是一下子就跳过去的，而是一个阶段一个阶段地推进，一点一点地变坏。等到循环的道理都了解了之后，一点点地变坏都能看得懂，就容易在疾病恶化之前将局势扭转过来。这正是中医的优势。

未来，中西医两者间如何做一巧妙的应用与整合，有待后人共同携手努力。

气

回到未来的年代

第一章

西医未解的循环难题

≥ 流体力学理论备受挑战

图 1.1 是一个简单的循环示意图：心脏把血液泵出来，然后分配到身体的每一根血管中去。我们知道，每一个器官都是一坨肉（其实不只是器官，假如去看穴道的解剖，连穴道也是一坨肉），里面都是微血管。而穴道的中心点大部分刚好是在血管与神经相交的部位，几乎重要的穴道都在这种位置。所以血管是一个系统，穴道又是一个系统。我们研究的重点是血管跟与其相连的一坨肉在循环上有什么关系。

"血要流过这一坨肉，它所受到的阻力是非常大的。但是为什么我们的血还是能流过去呢？"

我们身上任何一个地方的肉，按常理血是进不去的，但是如果这坨肉能与心脏一起搏动，血就能很容易进去。我们在后续篇章中将详述的"共振理论"简单说来就是如此。譬如命门（位于人体躯干背面，肚脐的正后方）是一个穴道，而穴道是一坨肉，心脏也是一坨肉，假如心脏的共振与命门的共振是同一个频率的话，就像是流体连通管，那么心脏的循环与命门的循环中间就会有很强的相关性。所以当一个人的命门受伤的时候，其命门到心脏的循环也会变差。中医所说的内病外治的原理就与此有关。在所有的穴道中，命门是最重要的，古书也特别提到元气是从命门来的。从外面来看，元气（循环的原始推动

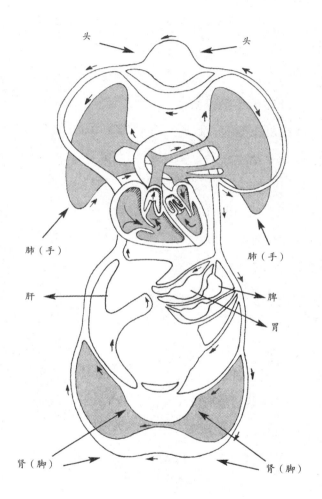

图 1.1 人体血液循环分布图

人体是左右对称的，脑、肺（手）、肾（脚）都有左右边，其共振频率是偶数的，脑是6，肺是4，肾是2。而肝、脾、胃都只有一个，共振频率都是奇数，肝是1，脾是3，胃是5。

力）是从心脏来的；如果从经络跟穴道的角度去看，就是命门对应心脏。中医古书上的这类叙述大部分是对的。

即使是一辆汽车，也会有共振的现象，所以在设计汽车时在汽车行驶的额定速度上是要避免产生共振的。这也是为什么跑车价格昂贵。如果跑车要跑到时速200千米，那么车子的共振必不能发生在时速200千米以下的速度上。假设共振发生在时速170千米，那么跑车开到时速170千米的时候就很容易散架，因为振动会愈来愈大。生物体也是一样的：内脏如能符合心脏的共振频率，就会跟着心脏一起振动，所以血管也会一胖一瘦、一胖一瘦地变化，像个小心脏一样，血就容易跟着进来。

如果器官像一团死肉一样，身体是很难硬把血挤进去的。人工心脏已经研究了二十几年快三十年了，其功率也根据流量理论设计到了30瓦，已经能稳定地控制血液流量在每秒几升的范围，但是却仍不适合使用。因为使用人工心脏时，血都流不进重要的器官，到最后病人会发生肾衰竭、肝衰竭、肠衰竭等现象，末端循环统统坏死。可是我们真正的心脏的功率只有1.7瓦，1.7瓦的功率居然能把血都送进器官中，而且是每一个器官都送进去，实在是非常神奇。根据这一点，我们就可以推论，现在最流行的所谓流量理论，一定有很大的缺陷。如果我们要问一些问题，现代流量理论是无法给出答案的，但是共振理论却可以。以此为出发点，你在生理上所有看到的现象，从共振理论都可以解释得通。可是如果你去研读现代的血液流体力学——也就是由流量理论发展出的流体力学，怎么念都还是不会懂血液循环的。

≈ 七个当今生理学无法解释的问题

第一问：心脏应该放在什么位置？

当我们看到血液循环的生理结构时，应该要认真思考一些重要的问题。第一个问题就是心脏为什么要摆在身体的上半部，并且是在头的下面的位置。如果只是为了要保证血液流量的话，心脏就不应该摆在这里，最好的位置是在头顶；生物体最好长得像章鱼的形状一样，心脏在头顶上一泵，血就可依靠重力流到所有的肢体里了。身体也都不能有任何转弯，因为流体一遇到转弯，其携带的动量就会消失。所以要长得像一棵倒栽的树，心脏就长在树根的地方。人都应该要演化成这个样子。在演化的过程中，多拥有一点点优势的品种，就能淘汰掉劣势的品种。从流量理论来看，章鱼型的生物把心脏放在头顶上，比将心脏摆在身体中间的效率高太多了，所以心脏在身体中间的品种都应该被淘汰。

但是为什么所有的动物心脏都长在身体中部？当然也不是在正中间，而是在差不多四分之一的位置，离头近一点，离脚远一点，完全没有例外。我们要了解生命，就要去问这些最基本的问题。任何一个生理结构都有它存在的意义。例如我们的脖子为何要长成现在这样？这其实是很笨的设计。背部椎骨旁的肌肉都是横向生长的，容易进行拉动及固定；可是我们脖子的肌肉却是纵向生长而与颈椎平行，这样拉动的效率就会很低。但为什么颈部肌肉要这样生长？为什么血管也是如此？脖子如此生是为了要让我们能够做出大角度的动作，容易看到敌人及猎物。因为有这样的好处，所以这一构造在演化的过程中才会保留下来。而人类的颈椎有七节，那是因为人类的演化过程是从捕猎生活中一路过来的，越高等的动物颈椎节数越多。而且脖子上的血

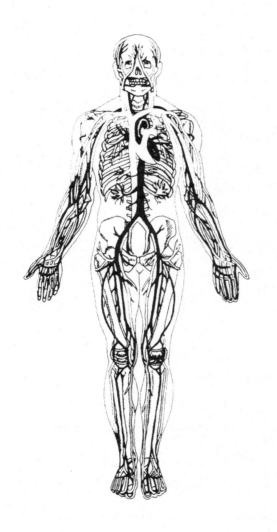

1. 为什么心脏要放在人体驱干的上半身1/3 ~ 1/4 的位置？心脏应该放在什么位置？

2. 为什么升主动脉在离开心脏之后要转一个 180° 的大弯？

3. 为什么生物体的器官与主动脉的连接处都以硬管 90° 相交？（器官与主动脉的连接角呈 90° 排列）

4. 为什么生物体都需要舒张压（低压）？（按照动能理论是不需要舒张压的）

5. 为什么生物体的心跳有一定的频率？（心脏有规律地跳动）

6. 为什么动物的体形大小与心跳频率成反比？（大象慢，老鼠快）

7. 动物是如何进行运动的？（为什么血液不会回流？）

图 1.2　生理学的问题

目前生理学课本中所教的以动能理论为核心的血液流体力学是无法回答上述这些问题的，因为它忽略了血液循环中最为重要的血管压力波势能的共振与传输现象。这一现象也是中医传统辨证论治的基础。

管特别硬，否则头一动它们就会被压扁了。

古人的死亡原因主要是外伤和感染，这也说明了为什么我们的动脉要比静脉更深入人体（身体内层是动脉，外层是静脉）。假如动脉长在外层，人被轻轻一砍就会大出血，所以我们才会演化出这样的结果。为什么头上会长头发？因为头发对脑部有保护作用，不长头发的人在演化过程中容易被淘汰，这都是有道理的。即使像盲肠——之前被认为是没有用的，后来也发现割过盲肠的人比较容易感染疾病。原因是盲肠是淋巴系统——中医所说的"卫气"——的一部分，它长在大肠与小肠中间，而因为大肠里有很多细菌，因此盲肠是处在一个防守的位置，不让细菌跑到小肠里。所以，简而言之，每一个器官的存在都是有它的目的和功能的。

心脏与脑一样重要，它所在的位置也格外重要。若仅仅是为了维持流量，现在的位置并不是最理想的，脑与心脏必须换过来，心脏的血才容易灌输到脑部去。

我们必须深思这类最基本的问题。

第二问：为什么升主动脉在离开心脏之后要转一个 180°的大弯？

我们的升主动脉从心脏一出来就掉了个头转了 180°。从流量理论的观点来看，要让血液往前流，血管转弯不但毫无意义，还会造成阻力，因为所有的动量都没有了。动量本身是个向量，是有方向性的。血液冲出来就是个动量，但如果一转弯，动量就没有了。从这个角度来看，我们老早该灭种了，这样的设计一点都不合理。而在现实中，一点点的不合理就会造成绝种。

第三问：为什么生物体的器官与主动脉的连接处都以硬管 90° 相交？

所有挂在主动脉上的内脏与主动脉都呈 90° 排列。就向量分析的观点，90° 刚好没有分量。所以依照流量理论而言，主动脉的血应该不会流到器官里去，因此所有的器官里也都不会有血。那么，为什么我们的肾脏、脾脏、胰脏、肝脏等器官都还活着呢？这些器官通通都呈 90° 与主动脉相连，连肺也都不例外。我们怎么可能还活着呢?

第四问：为什么生物体都需要舒张压（低压）？

前面已经讲过，根据流量理论，心脏最好是长在头顶上，那么重力势能也不需要克服了，血可以顺流而下。然而我们的心脏却在最重要的器官——脑的下面，还要把血液往上泵。若要保持脑部供血充足，按说应该把心脏放在头的上面才是，并且每个器官就像树干一样，所有的分支都是没有角度的，以供血液顺着流，垂直相交的话血流进去的难度较大。

收缩压（血液挤向动脉的压力称为收缩压，俗称高压）的成因大家容易理解，因为要把血送出去。但为什么要有舒张压（使血液从动脉流出的力量称为舒张压，俗称低压）？我们都知道，舒张压的正常值为 70 到 80 毫米汞柱（1 毫米汞柱约等于 133.32 帕斯卡），要当飞行员就要达到这个标准。但是要舒张压做什么呢？以流量理论来看，舒张压最好是负的：心脏一泵出血来，外面是负压，血就可以流得更快。舒张压是正压，对心脏来说，就好像一泵出血来就碰到了墙壁，完全没有帮助。

好比我们吸收液体，嘴巴给一个负压，液体就会流过来；假如嘴巴是正压，就必须花较多的力量才能让液体流进来，这是一样的道理。

假如身体及穴道都是正压，心脏要把血液泵到这个腔内，是比较困难的；假如都是负压，就像在你的嘴里提供一个负压一样，一吸，水就流进来了。试想，我们在喝果汁的时候，嘴里有个电动机在工作吗？并没有呀！所以如果是负压的话，液体才容易流过去。换句话说，我们的血管里也不该有舒张压才对，这样血才会自己流过来。血管中有舒张压，就等于是明明要用吸管吸水上来，却将气往下吹。而当有一个往下吹的力量时，就必须用更大的力量才能把水打上来。同理，因为我们身上的血管里是正压，舒张压是正 70 毫米汞柱，所以任何东西要流进血管，就必须有比 70 毫米汞柱更大的压力才行。也就是说心脏必须泵到 70 毫米汞柱以上血才能开始流。从流量理论的角度来看，如此的设计效率一定很差，在演化上应该被淘汰才是。可是，大家都知道舒张压很重要，舒张压一旦低于 50 毫米汞柱，人就必须抢救了。这是为什么？

第五问：为什么生物体的心跳有一定的频率？

另一个问题是，为什么生物体的心跳有一定的频率？换句话说，为什么我们的心脏要以同样的速度有规律地跳动？这似乎没什么道理。假如只考虑流量的话，一下快一下慢应该也无所谓，只要能维持流量即可。当然，也许有人会说维持速度有什么难？只要有意愿就行了。我们可以这样反问：每天早上叫你五点起床，七点吃早饭，晚上九点睡觉，过这样规律的、一成不变的生活，你愿意吗？假如没有任何目的的话，事实上是很难做到的。心脏维持一定的速率跳动，背后一定有某些生理条件在限制它，否则不需要如此。所以假如你的心率、血压突然有重大改变，这都表示你有大病在身。但是从目前的血流理论来说，心跳应该是随心所欲的，血够的时候就跳慢一点，血不够的时候就跳快一点，可这与事实不符。我们若要提出一个理论，则该理论对这些问题都要有合理的解释才行。

第六问：为什么动物的体形大小与心跳频率成反比？

第六个问题是，为什么体形越大的动物心跳越慢，越小的动物心跳越快？从供需的角度来看，大动物需要的血比较多，小动物需要的血比较少，所以大动物的心脏应该跳得比较快，供血才会多；而小动物比较小，心跳慢一些没关系。但为什么实际情形正好相反？而且更奇怪的是，心率正好与体形大小成反比：大象的心跳约每分钟30下，人类约70下，狗约是120下（不过也要看是大狗还是小狗），兔子约200下，大老鼠约300下。以相关系数来检视，体形大小与心率所成反比的系数高达0.97～0.99。从流量理论来看，这个现象很不合理。

第七问：动物是如何进行运动的？

最后一个问题是，动物是如何进行运动的？假如心脏泵出血来可以以流量理论解释的话，那么当我们的手臂举起来的时候，应该会"气血攻心"，因为动量是守恒的，此时血应该继续往下流，流回心脏来。所以，蹲下来时脑部的供血也应该会有问题。其实一个蹲下来的动作包含了很多的生理反应，有些人在青少年时一蹲下来就会眼睛发黑，血压会不能维持。我们能蹲下来而且还看得见，是很奇怪的事情才对，流量理论该如何解释呢？难道动物应该不能运动，我们应该变成植物？！另一个问题是，微循环为何呈网状？这不合理呀！呈网状的话，很多地方的血液会重复流。微循环应该像树枝一样，方能流向顺而阻力又小。所以说章鱼应是世界上演化得最成功的动物才是（不过章鱼的心脏也不在头上，还是在肚子的位置）。

　　基本上，我们在生理上看到的任何一个现象都应该有其理由，我们也应该都要去问为什么，这样才会看到它的"因"，而不是只看到相关性。

气才是解决现代病的重点

⋙ 中医的气与经络

血液循环的因果既然无法在西医理论中找到答案，我们就不得不去研究中医的气与经络。为什么这个因果关系还是得从中国人的老学问中去探索？我们先来看看中国的文化传统。中国文化特别强调"气"，并且不止在中医的范畴里说"气"，文化层次上也讲究"气"。一本谈"气"的书中曾提到中国的"气"有以下如此多种：

化学方面有氧气、氢气、氮气、氯气、氟气、氰气等；

人的行为方面有勇气、义气、和气、力气、恶气、癖气、暴气等；

生理方面有元气、宗气、营气、卫气、精气、血气、神气、心气、肺气、肝气、胃气、脾气、肾气等；

医学方面有热气、寒气、燥气、湿气、虚气、实气、郁气、滞气、通气、脚气、疯气等；

心理方面有正气、豪气、邪气、怨气、怒气等；

卫生方面有空气、清气、浊气、香气、臭气、秽气、瘴气、废气、毒气等。

"气"就是生理的功能

对"气"应该怎么解释？我们常说肝有肝的气、胃有胃的气、脾有脾的气、肾有肾的气，还有寒气等。学过生物化学的人就知道，消化脂肪的叫脂肪酶（lipase），消化蛋白质的叫蛋白酶（protease），分解DNA的叫脱氧核糖核酸酶（dnase），这些"ase"的意思就是消化前面的东西，这是功能性的定义。我们的老祖宗在定义"气"的时候也采用了功能性的定义。譬如说肝气就是增强肝功能的那个东西，肾气就是增加肾功能的那个东西。中国人是实用主义者，着重功能，而不深究机理，有用就好。巧合的是，在西方的循环研究上恰好就缺了这么一块血液循环功能性（气）的研究。

五味与五气：营养与功能

中国人把"气"看得有多重要呢？《黄帝内经》（简称《内经》）上说："天食人以五气，地食人以五味。五气入鼻，藏于心肺，上使五色修明，音声能彰。五味入口，藏于肠胃，味有所藏，以养五气，气和而生，津液相成，神乃自生。"意思就是说我们吃的东西又有气又有味。中国人把"气"看得很大。所谓气和味，味是属于物的本质，就像我们一定要吃的像氨基酸、脂质、葡萄糖及各种营养素等营养物质，这是属于五味的部分。但是只有五味是不能让身体工作的。假如只要有五味就能让身体工作，岂不是把那些营养物质堆在一起就可以变成一个人？当然不是。所有的东西都得在正确的位置上，然后要有气去运转，把所有的功能发挥出来。所以"气"可以从功能的角度来看。"气"同时也是孙中山先生所说的"人尽其才……货畅其流"中的动词之义。

"味"则是从材料角度来看的。人必须把所有的营养物质吃够，而营养物质入口以后藏于肠胃，才能发挥功能。这也是为什么有一些出家人吃纯素，吃到后来身体却坏掉了。通常吃素的人至少要喝些奶类饮品才行，释迦牟尼修炼成佛之前也是喝了羊奶才有活力静坐入涅槃的。人体必需的氨基酸有二十三种，但植物中只有二十种，纯素的食物里少了三种，所以吃纯素的人五味一定会少。因此，虽然和尚的"气"修得很好，但还是有可能会生病。所以吃纯素的人一定还要再吃些蛋及发酵的东西。如果连蛋都不吃，那至少也要喝些牛奶、羊奶、味噌汤或者吃些豆类食品。这样通过身体内的细菌，也能将缺乏的那三种氨基酸制造出来。因此，在治疗一些和尚等素食者的疾病的时候，可以请他们回去喝味噌汤、喝牛奶。那时候用治气的方法是无效的，要用治味的方式才行。营养不良的话，无论怎么练气都练不回来的。就像遗传性的疾病，无法用改善循环的方式治好，营养不足也是。例如维生素 A 不足会造成夜盲，天天练气还是会夜盲。

所以五气是五气，五味是五味，并不是所有的东西都与气有关，循环并不能治所有的病。遗传的病是没办法从气着手的，但后天的病我们则较有把握治疗。因为人从胚胎开始直到发育出完整的生殖能力，既然都可以顺利地成长，就表示基因上没有残缺，后来之所以会生病，是因为功能无法发挥或者后天的循环出现障碍所造成的。

举例来说，章孝严、章孝慈是一对孪生兄弟，他们是同卵双胞胎，基因相同，两位的生活也都很好，不可能营养不良。可是章孝慈先生因为高血压而去世了。他生病时说过曾被棒球打到了头，所以他的病是受伤造成的，并不是遗传。这就是中医说的"外感邪气"。并不是所有的病都是从内发生的，有些病是内部本来的功能被打坏所致。但是功能坏掉的时候却可以从"气"看出来，因为初时只是功能坏掉而物质都还在，就等于一部汽车引擎等都在，不过活塞却不能运转了。人的胃都还在，只是功能坏了，"气"就没了。了解这个道理就能从"气"判断病因。

所以我们在判断一个生理或病理现象时，先要了解它是遗传的还是后天发生的。胃病是营养不良还是胃气不足所导致的呢？以中国台湾现在的生活而言，营养不良的病人应该不多。武侠片中黄飞鸿治病时开的药如"鸡蛋半打、瘦肉半斤"，就是在治营养不良。也许有人会问：吃饭可以治病吗？我会说饭是良药，所有由饥饿引起的病都可以通过吃饭进行治疗。我们现在强调的虽然是"气"，但并不是说五味缺乏就不会生病，只是处理"气"的病是我们的专长。要用己之长，不要用己之短。治五味不足的病，我们也不必开更奇怪的方子，就叫他回家补充营养就可以了。有了营养之后再观察还会不会生病，这才是我们所要看的"气"。

元、宗、营、卫四种气的生理意义

中国传统医学讲"气"的时候分得很细，归纳起来主要有四种：元气、宗气、营气、卫气。元气（又称肾气、原气、中气）来自父母，是先天之气。命门者为元气（循环原动力）之所系，元气则运行于三焦。中医的三焦（上、中、下三焦，分别对应头、躯干与下肢），[①]就是广义的循环系统。后天之气得之于饮食与自然界之清气，通过脾、肺、心等脏腑的作用，又转化为宗气、营气、卫气。宗气出于胸中，是饮食水谷所生化之气与吸入之新鲜空气结合而成，是一身之气运行输布的出发点，主管含有氧气的血液循环。营气为宗气输入血脉的营养之气，行于脉之中，又称阴气，主管血液中养分的运输。卫气是宗气宣发于血脉之外的气，又称阳气，行于脉处，散布全身，是防御外邪的力量。

当我们的肺功能不好时，在诊断上就叫"宗气"不足。中医理论

---

① 作者通过实验进行验证，认为三焦是部位三焦，大略如文中所言：上焦是颈部往上，以头部为主；中焦以躯干为主；下焦是肚脐往下，以下肢为主。其具体分法可见作者其他著作。另，本书后文对三焦系统与三焦经也作了区分。——编者注

中的元气，就是指命门之气，也称中气，走三焦而包含整个循环系统。营气是营养，卫气是免疫能力。而"中气"不足则是指心脏的功能不佳。

中气（元气）—循环负载的系统表现

不过中气并不能简化为仅仅只是心脏功能。我们的整个循环系统是由心脏和血管系统以及它们之间的共振所构成的，所以心脏功能足不足，要看它的负载有多大。就像发电厂发电一样，所谓电力不足，那是因为用户太多。假如用户少或大家都省电，也许就没有电力不足的问题。所以治病最有效的方法就是减重，当然问题是有的病想减也减不了。核电厂要不要盖？假如大家都不用电，那当然就不用盖了。但是要不要用电，还牵涉到另一个层面的问题：要不要经济增长？要不要再发展？当然身体的成长是有限的，跟经济增长的问题并不全然相同，不过，中气仍是全身循环系统性能好坏的指标。

我们若以现代科学的眼光来看，这些到底是什么意思呢？根据我们的研究，命门的"气"与冠状动脉有直接的关系。很多心脏萎缩或衰竭的病人，其实都是命门受伤的直接结果。因为心脏的循环的共振状况与命门的循环的共振状况相关，所以当命门受到压迫或命门不松时，就会直接影响到心脏。

以练太极拳为例。要练功就要松胯、松命门，练功第一个要求就是放松，松的意思是不要压紧，通常命门受到损伤时，其所在的骨头的位置就会不对。在命门部位应该是摸不到骨头的，假如命门受损到骨头都凸了出来，以致可以摸得到的话，这就表明心脏所受的伤害也很大了。

经络的源起仍然是个谜

中医的文献如《内经》，其历史已存在了两千年以上。我们直到现在还没有将所有的经络研究透彻，虽然我们已真正证明了经络的存在，但我们也只研究了几条经脉。我们现在做的研究，都是从古书上所标明的提示来看经络的位置的，并不需要我们现在重新去找。但是，古人是如何找到这三百六十多个穴道、十二条经络的呢？我们所知的元素周期表中的一百多个元素，它们就不是一下子跑出来的。五十年前的元素周期表、四十年前的元素周期表、二十年前的元素周期表，各个也都不一样，那时表上的元素一定比现在少。又如所有的营养素如氨基酸、维生素等也都是随着时间的前进而逐一被发现的。同理，身上的经络穴道也应该是一个个地找出来的才对。但是我们在中国古籍中却看不到经络的研究过程，看不出是哪条经络先被发现的。这是一道考古的题目。每回遇到考古学家，我都很想问他们这个问题："经络是如何被找到的？是不是神农氏告诉我们的？"以前可能有很多像黄帝、有巢氏、伏羲氏、神农氏这样的"智者"，甚至更聪明的人，只是后来混种或绝种了。目前在考古上有这样的观点，我们对中国文化也有这样的感觉。所以我有些相信"上古有真人"这句话。大陆的说法是：黄帝、炎帝综其大成，而其研发阶段则在历史上已经失传，我们拿到的就已经是研究的结果了。

外治经络内实五脏

中医比较强调外治，也就是从体表的经络上治病，而不强调针对脏腑的直接内治。事实上外治比内治有效，吃药也大部分是外治，也就是归经，而不需要开刀到内脏里面去割割补补的。外治经络、吃药归经就已经非常有效了。中医在理论的运作上很强调外治，强调身上经络穴道系统与内脏的关系，所以只讲心经，不讲心脏。中医所称的命门就是心脏的循环，在治疗心脏疾病时，如果命门有伤就要从命门下手。三焦事实上包含的就是人体所有的血管。

在解剖学上，如果从经络系统及穴道系统来看元气，则元气就是命门与三焦（从能量或气的观点来看）；从循环系统来看元气的话，元气就是心脏跟循环（从血液或结构的观点来看）。所以中医说元气从心脏而来，这是非常重要的。宗气就是血里面所含的氧气，是在肺部完成与二氧化碳的交换的。营气是脾胃运化水谷之精微，是经过肠胃消化的营养。卫气卫在脉外、防御外敌，也就是你的抵抗力，像是白细胞、自然杀伤细胞、免疫球蛋白等。而且古人也知道这些免疫物质都在脉外，是在你的血液及体液之中，而不是脉中，并且分布在腠理、鼻腔、口腔等处，这些地方正是卫气之所在。

从这里可看出，在那个时代，我们的老祖宗对循环及生理学的运用已有相当的了解。营气主要是在血里面输送的营养。红细胞是送氧气的，应该算在宗气的范围内；白细胞是在卫气的范围内；淋巴系统也应该属于卫气的范围内，是在脉外，像淋巴结等都是在脉外。所谓脉外，就是我们在脉诊上看不到的部分。古人不是特别重视淋巴系统，淋巴系统有防御的功能。在古人的理论里面，我们只能看到脉能呈现的东西，像命门、心脏功能等。其他如肺功能、营养、抵抗力等，只能间接看到。

气就是一种"共振"

西方研究循环理论的学者认为循环系统控制的是血液流量，而血是利用动能往前冲的。但事实上血液循环中的动能只占总能量的2%，演化过程中会有这么没效率的设计吗？身上只有2%的动能可以利用来支持血液循环，剩下 98% 是势能，为什么？我们必须去深究这些基本的问题，才能跳出西方循环理论的窠臼。

这个势能就是血管壁上的弹性势能，如果认为弹性可以促进血液流动的话，就需要提出一个机制。现在西方学者所提出来的唯一的机制就是流量理论，势能对他们来说是没有意义的。事实上升主动脉 180° 的转弯就是为了将动能变成势能，这个造型要维持动能事实上是很难的。就像打棒球，球飞过来时你必须以两倍以上的力量才能把球打回去，而且无法保证其速度与原来一样。升主动脉没有办法提供这个力量，所以它只是担任把心脏泵出的动能转化成动脉血管上共振的势能——"气"——而已。

气感与神经

中医理论中有一些所谓"气感"效果的说法，例如"烧山火，透天凉"。像这类的变凉变热的机制是什么？当人体循环从好变成不好的时候，其过程会有从痒、酸、痛变成麻、木的五个阶段，所谓的凉、热只是在这些过程里面的另外两种感觉。在这五个阶段的五种状态里，当我们用针灸来调整循环的时候，人体部位就可能会从一种状态跑到另一种状态，例如第三种状态跑到第四种或是第四种跑到第三种。这些麻、痛、痒是从何而来的？为什么会有麻、痛、痒的感觉？当然是从神经来的。什么样的神经会让你痒？什么样的神经会让你痛？我们要这样去想问题，不能只是认为酸、麻、胀、痛是针灸的针感。如此不可能找到问题的根本。我们所有的感觉都是从神经来的，但是神经为什么要给我们这种感觉？神经自身有没有感觉？我们必须探讨这类问题。人的神经纤维有大条的，有小条的，如 α、β、γ 等。人一开始缺氧时，第一个不工作的神经一定是最小条的，因为它要维持它的膜电位最困难，所以它第一个不工作。接着愈来愈大条的神经才开始做出反应。等到痛、痒的感觉都没有了，运动神经还是会工作，因为动作都是由大条神经在主管。等到神经完全都不会动了，那就严重了，这表示连最大的 α 神经纤维都无法运动了。在缺氧状态下，一定是小条的神经先开始失去功能。从这个角度去想，才能想到事情的根本，光考虑酸、麻、胀、痛是无法解决问题的。

至于中医针灸时能让穴道的感传上行或下走，这又是何原理？感传是神经的感觉，而不是实际的现象。譬如说我把手压着，过一会儿我的手就会开始发麻，这是为什么？这并不是因为压迫到神经，而是神经本身开始缺氧而没有功能作用了。所以当你体会到麻的感觉在行进的时候，这可能只是缺氧的状况在蔓延，跟我们说的"气"不一定有必然的关系。针灸有效的"气感"只是一种感觉到的现象，而且每个人的感觉都不同。通常循环功能越在边缘的人——也就是有点差又不太差的人——感觉最强。中医气功所讲的"得气"，是指人体对于能量在身体上的感觉，但不见得一定是酸、麻、胀、痛中的一种。

中医针灸所谓酸、麻、胀、痛的感觉，每个人都不太一样。如果针用对了，这些感觉应该循着经络走。至于说酸、麻、胀、痛哪种感觉比较好，则没有定论，本身也没有意义。譬如说一个部位开始生病的时候，是有几个过程的，一开始有一点点痒，这是缺氧的开始；再来会感到酸，这是缺氧更厉害了；再过来是痛；接着再恶化就麻，麻又比痛更严重；最后是木，木则没有感觉了。有时医生治痛的时候一个不小心，将病人往麻木治，病人会以为治好了，但事实上是循环更差了。有一些病要治好是从麻木往回治，所以刚开始治的时候会痛得要命。这种情形就要先跟病人说明，会痛是因为缺氧的关系。神经受体的膜电位要维持，可是缺氧的时候膜电位无法维持，会一直往下掉，最后膜电位不能维持而消失了。所以一旦血液循环恢复了，第一个反应就是膜电位立刻恢复正常，因此有很多地方本来是不会痛的，可是你越揉就会越痛。因为神经的反应恢复了——膜电位回来了，回来后就开始有反应，有反应就会开始痛。痛觉本来就是我们身上的一种防御功能。这也是德国人喜欢在身上贴一块辣椒膏的缘故，哪里酸痛就贴在哪里。本来酸痛的地方不摸不会痛，因为已经麻木了。可是一贴上辣椒膏，患部就会被刺激，血液循环就会恢复。本来痛的目的就是要恢复血液循环，这是一种警告系统，在问题出现的时候就指示身体派兵遣将过来。如果我们连这种功能都没有了，那麻烦就大了。

先天基因与后天气血

到目前为止，基因是无法改变的，基因是包在细胞内的细胞核之中的，虽然临床上有一些特殊的基因病可通过基因治疗，但是并不是所有的基因病都能通过基因治疗，或是必须通过基因治疗。例如原发性免疫缺陷，当然是先天少了一些免疫能力。假如我们能让病人的循环变得比较好，他的白细胞便可以补偿部分的抗体不足，那么感染疾病的概率就会变小。但这并不代表我们可以把病人少掉的那些免疫球蛋白补起来，之所以染病的概率变小了，是因为白细胞就是广效的消炎剂，它没有特异性，看到细菌就会吃，只要把循环维持得很好，白细胞就能到处去消炎杀菌。我们并没有办法治疗基因病，可是能让患者感染疾病的可能降低。

所谓基因的病没办法治好，是因为基因少了一段，没有办法补回去。现代医学已经发展到将一段基因包装之后打回细胞内了，疗效还没得到确认。如果给你吃点中药，进行一些针灸，使得循环变好，那么基因就会因此长出来吗？这当然是不可能的。只有在疾病是因为身上某些细胞缺氧造成没有功能（而不是缺乏某段基因）的时候，我们才有办法治疗。"科学"就是要知道自己的极限在哪里，能做什么，不能做什么，这都要定义得很清楚，否则就不科学了。要知道补气是不可能治疗营养不良的，缺维生素还是非得吃维生素不可。当然有些维生素身体自己会制造，但那些身体不会制造的，例如特定的氨基酸，还是一定要吃进去才行。

每一种病都一定有它的来源，我们能处理的是后天的、气血的问题。把十大死亡原因搬出来看，几乎都是这类疾病。有人说自杀与意外也跟循环有关，是因为脑部循环不良才会想不开。从这个角度来思考，抑郁症是脑部循环不良缺氧所造成的，意外也是，缺氧打瞌睡就可能会撞车。假如身体状况好好的，开车应该不容易撞车。所以说十大死亡原因都与循环有关也并不过分。我们能长大成人，就应该不会有什么严重的遗传病。所以过了十五岁来看病的，应该大多是后天的疾病。十五岁以前的疾病我们不敢说，像是早老症、原发性免疫缺陷等，通常活不到十五岁，等过了十五岁才来找医生看病的，好的中医应该都要会治疗，至少不能让病人的病情恶化。

分辨可用循环改善的现代病

有关内分泌或神经方面的疾病，其实也可以用循环来解释。很多练功的人练一练口水或眼泪就会变多，这是什么原因？口水是腺体分泌物的一种，口水变多是因为身体内和唾液腺相关的循环变好了，眼泪多也是因为和泪腺相关的循环变好了。同理，如果糖尿病患者是因为和胰脏小体相关的循环不佳，治疗这种糖尿病就必须先改善和胰岛小体相关的循环。如果一个成人本来没有这种糖尿病，是因为身体变差以后才发生的，就表示这并不是遗传的疾病，而是没有足够的补给品来供应，所以制造不出足够的胰岛素，甚至无法维持自己的生存。这时候只好每天打胰岛素来提供身体所需。

孙中山先生说的"人尽其才……货畅其流"中的"人"与"货"都是基因提供的，而循环则负责"尽"与"畅"之工作。譬如说色盲。色盲是因为感光小体中缺乏一些色素，所以无论怎样进行后天的治疗都没有用。有一些中医声称能治色盲或说针灸能治色盲，这是不可能的。顶多能治因为循环不好造成的色弱，或是缺乏维生素 A 所致的夜盲，抑或是近视、老花眼，等等。我们的传统医学治疗疾病是有其一定极限的。譬如说糖尿病患者如果注射胰岛素已超过三年再来看中医，就太晚了，要是在注射前来，或许还有救。一旦循环不良的时间太久，所有的胰岛小体都没有了，也就没办法由血液循环下手治疗了。

我们很难证明高血压的遗传性因果，但是胰岛素的结构不对就很有可能是遗传因素造成的。每一种激素都有其特定的蛋白质，这是由基因决定的，而高血压并不是因为身体里少了某一样东西，只要打进去就会改善其症状，所以高血压不应是遗传造成的——至少不是少数基因直接造成的。

⋟ 血液循环的周期现象

心脏搏动输出的时候，事实上是发出一个脉冲。在每一个心跳周期中，血液真正由心室搏出到主动脉的时间是 0.1 至 0.2 秒。仔细分析这一个脉冲，可以发现它包含了各个经络的频率，也就是包含了各个谐波，只是比重不同，这是频谱分析的基本结论。所以调整心脏基本搏动，就可以调整各个频率的分量组成。在心脏搏动将血液送进我们的主动脉时，主动脉内的低压为舒张压。换句话说，心脏内的血压是0~120毫米汞柱[①]，进入主动脉之后低压上升为70毫米汞柱，而高压不变。这是一个很奇怪的现象，如果从现代医学流量理论的角度来看，它是很难理解的。

动脉循环的收缩压不降反升

我们可以用一个弹性管的系统来模拟和解释这一现象，这是循环系统内一个很基本的现象。在模拟系统中，我们也可以让弹性管中的低压升高，而高压保持不变。但是在近代医学所有的循环生理学里，对此都没有详细地讨论。假如心血管系统的基本行为是像自来水输送系统一样的流量分配系统，那么高压应该慢慢降低，而低压保持不变，也就是一直都是零。但是实际上并非如此。心脏发出的脉冲进到主动脉后产生了血压波，它的各个频率特性才得以产生。而且在往下游动脉传播时，它的频率特性会慢慢修改，所以在动脉中看到的是舒张压几乎保持不动，但是收缩压不但没有降低，反而会慢慢升高。为什么会如此？这也是完善发展循环理论所必须去解释的问题。

血管粗细不影响舒张压升高

假如血液的传送像自来水一样是一个流量分配系统，那么粗的管子血压就降得慢些，细的管子阻力大，血压就降得快些。粗的管子内液体流动比较容易，所以血压降得比较慢；细的管子内液体比较不容

---

① 1毫米汞柱约等于133帕斯卡。——编者注

易流动，所以血压降得比较快。但是低的血压会不会升高呢？假如你是以"压力只是为了让流体通过管子"的概念来看问题，那么对于上述现象就不会有新的发现。如果要用一个物理模式来描述循环系统，那么这一模式就必须能全部解决这些问题才行。

右心房和右心室也影响动脉血压波

心房跟心室之间是由瓣膜隔开的，而心房与心室的左右之间又是由心脏间隔隔开的，主动脉内血压波只有在动脉瓣打开时才受左心室的影响，所以动脉血压波基本上并不直接受右心室及心房的影响。但是右心室的血压波形会影响到肺的血流量，进而影响氧气之交换效率。而右心室之血流量与流进左心室的流量是一致的，所以也会影响左心室的收缩动作和输出之波形及搏出量。这就是心脏静脉回流对动脉血压波的影响。有一些动物只有一心房一心室，或两心室一心房，但它们的动脉血压波的波形，跟我们人类基本的特性相类似：主动脉血压波受心室和主动脉交互作用的影响，循环势能分配主要也与这两个系统直接相关。

静脉回流不足即"心肾不交"

血压在血流到微小动脉时才降下来，且一直到静脉还有一些小小的波动，慢慢地才平缓下来。所以静脉血回流的作用力主要靠的是肌肉的运动，由瓣膜引导回右心房。假如人体都不运动，血液怎样回流？这里有一个重要的观念，就是中医所谓的"心肾不交"。中医治疗高血压或夜晚失眠的问题时，会说"心肾不交"。但晚上睡觉时没有肌肉运动，靠什么力量让血液回流？就是靠动脉的压力波。

所谓的压力波是指整个血管（包含血液）的脉动。而由于动脉和静脉是相伴而生的，所以动脉脉动拍打收缩静脉，配合静脉瓣就会造成血液回流。从演化和生理功能上推论，动脉静脉相伴而生，除了促进血液回流之外，体表侧的极低血压的静脉也有保护内侧极高血压的动脉的作用，降低受伤导致大量出血的危险性。

而我们到脚上的循环是以肾气为主的，所以当肾气充足时，到达脚上的动脉脉动还是会拍打它邻近的静脉血管，从而让血液回流。当肾气不足时，传送到脚上的压力就不够，振动就不能让足够的心脏血液回流，就不能满足斯塔林（心脏）定律（Starling's law of the heart，心脏的收缩效力与心肌拉长的程度成正比）的要求。换句话说，心脏血液回流不足，心室充血不足，就无法进行完整的心脏收缩。就像没有拉满的弓箭那样射不远。所以肾气虚的人最好的方法就是多走路，多走路肾气就回来了，心肾不交就解决了。但是问题并没有那么简单，晚上睡觉时我们的肾气还是会不足。我们睡觉时头跟心还是稍高于脚的，肾气不足时血液回流就不足。所以虽然心脏很用力地在搏动，可是气血还是不足，这就是中医说的"心火旺"。心脏用很大的力气做功，可是做的都是无用功，哪怕最后心脏做功做到疲惫了，气血还是会不足。这时就必须让肾水来救。我们老祖宗所讲的中医都有深层生理学上的意义。事实上，中医对循环系统的了解远远超过现代的生理学。

血压波形与共振能量匹配

在主动脉中越靠近下游，动脉血压波就会越显得高尖，这是因为它的频率组成有了变化。上游的动脉血压波虽然显得比较矮胖，但是其总面积仍然比下游的高尖动脉血压波来得大，也就是其平均血压较高。这个频率组成的变化原因，是来自每一个器官或经络都有的特性频率，在这一频率组成和主动脉耦合共振时，能够耦合出一个新的频率。中医书上说"清阳发腠理，浊阴走五脏"，就是说动脉血压波在身体内部五脏都是低频（浊阴）的，越往外传播就越高频，亦即越往周边，体表（腠理）的高频（清阳）组成相对也就越多。在体表的都是奇经八脉，属于三焦经，整个腠理是一个共振腔，都是高频的共振波。走内脏的小血管因为经过内脏再各奔东西，所以基本跟内脏为同一个共振频率。走体表完全没有经过内脏的小血管，主要就是三焦经。

前述心脏与血管的共振，它们基本上不是一种心脏与血管能量的交互传递，而是一种共振状态。以无线电台为例，基本上只要收音机端频率调对了，收音机并不需要额外的能量便可收音。所加的能量，基本上是用于放大信号的。同样，当心脏将能量传到器官的时候，器官本身就能够接收共振能量，并不需要额外产生能量来克服血管或其他非共振部位的阻力。换句话说，器官内需要的能量，主要是葡萄糖氧化所产生的能量，用来维持膜电位，也就是维持血管的弹性。当心脏收缩产生的波动传递到一个器官时，这个器官只要匹配这个共振的频率，就可以接收这个波动的能量。在接收能量的过程里，只有心脏才能产生波动的能量，器官只能接受。所以心脏是做功的器官。在心肾不交时，心脏因为过度做功，就"心慌慌"了。

循环的输送效率

除了供血（或供电）会因为负担增加，而造成心脏（或电厂）供应必须增加的循环系统问题之外，还有一个效率层次的问题。仍以发电系统为例：中国台湾地区的电厂所发的电，有多少比例能送到用户手中用掉？不知道大家对此是否有概念，目前所知所有用掉的电占发出的电的比例是37%到38%。是不是浪费了很多？交流电的理论最高传输值是50%，日本的用电效率是42%到43%，比中国台湾多了5%，等于比中国台湾多了许多的可用电源。假如中国台湾能有日本的用电效率，那么就可以少造一些核电站之类的了。

同理，心脏产生的能量是否能够有效地输送到全身是循环问题的另一个重点。要解决能量分配的问题最简单的方式当然是先减少负载。但是比较麻烦的是人的身体五脏都是必要的器官，不能任意减少供血。所以在心脏调整负载时，并不一定能全面一致地做出调整，因为可能还有器官原来就缺血，以至于减负也无法将其调整好。另外像是受伤或其他原因导致的经络不通等真正在传输效率或传输系统上的问题，未必靠减负就能得到改善。若是有某一个器官或经络的问题需要心脏去调整，这对心脏来说就是超负荷的工作了，因为这和它正常的运作模式差异很大，其效率自然也很差。对于这样的疾病状态，比较好的方式，就是去改善传输系统上的问题，也就是搬走经络上的障碍，把伤处复健或让经络畅通。

≈ 以共振观点试答生理学的难题

我们回过头来看上一章末节有关循环的几个问题，现在应该可以逐一以较为清晰的逻辑来回答了。

第一答：心脏应该放在最容易产生各谐波的地方。

心脏在不同的位置搏动，会造成不同的结果，这是由力学基本定律决定的。例如在一条管子的正中间敲打（假设两端是被固定的不动节点），只会产生第二谐波、第四谐波、第六谐波的频率，因为这是节点共振现象的必然结果。而在管子其中一头敲打的话（只将一端当作被固定的节点）会有第一谐波、第三谐波、第五谐波等奇数倍频率。所以心脏在人体躯干中不会在正中间搏动，也不会在一头搏动，因为这样会有一些谐波无法搏出。因此心脏没有长在正头顶上，也没有长在正中间，而是长在人体躯干从头顶往下三分之一至四分之一的部位。

第二答：气聚膻中——升主动脉在此升压将动能转为势能。

升主动脉弯在动脉弓处——中医所谓膻中穴。所以中医的理论有"气聚膻中"之说。什么叫气聚膻中？就是"气"都聚在膻中的意思。膻中穴在哪里？为什么我一摸膻中，就可以感觉到并不太强的心跳？心跳的振动被心脏周围的心包及肺脏吸收了，所以心脏才会让人感觉并不太强，它同时保证了心跳不会乱振。气聚膻中穴又是什么意思？这是很基本的一个问题，我们于上一章开始时便曾提过，假如流量理论是正确的话，我们的循环系统应该长成树枝状，而且心脏应该长在头顶，心脏一泵，血就都流下来，多方便！不应该是像我们现在长的这个样子：血从心脏一出来还得先转一个弯，然后才被分配到各个地方去。主动脉弓拐一个大弯，等于给收缩压设置了一个大障碍，这个大弯会让输送更不容易，不仅会让血压升得更高，而且会使心脏的输出受到更大的阻碍。从流量的分配来看这是很不合逻辑的。

但是我们现在回头来看，膻中穴在主动脉弓上，这主动脉弓的作用是什么？为什么我们说气聚膻中？

升主动脉像一个变电站，有升压并帮助输送的功能。事实上我们的循环系统跟电力输送系统很相像，是高压低流量的。为什么高压电要叫作压电？因为在输送能量的时候，输送的总能量是电流乘以电压，所以假如把电压拉得很高，电流就会很小，但送的能量还是可以很大。血液循环也是一样，我们的心脏在送血的时候，血是充满于动脉腔中的，那么只要在动脉中的任何一个地方有个洞的话，血就会喷出去。我们的心脏和压力对于循环系统来说相当于一个加压站，就像发电机，产生血流而对动脉系统加压。

但是主动脉为什么要突然转一个弯呢？拐一个弯对流量来说是最不好的，心脏所泵出的是冲量，经过180°掉头之后动量几乎被完全消耗掉了。这样有什么好处？这是为了将能量全部转换成势能。仔细看一下，我们的心脏像是在打鼓，心脏一敲血就被挤出来了，血一出来就去撞升主动脉，所以升主动脉也像打鼓一样，一敲就开始振动了，这个振动就会沿着血管一直传下去，能量也就随着一直传下去了。

而这个振动就是我们所谓的"气"。压力波真正产生振动的地方是在升主动脉上面的位置，也就是膻中穴。所以中医说"气聚膻中"。心脏虽然是发电机，但是心脏泵出来的是流量，到了膻中穴这个大弯才把流量转换成压力波的，这个压力波就是"气"。所有的"气"都是从膻中穴的振动中产生的，所以说"气"是聚在膻中的，这个说法有其根据。简而言之，好比用手打鼓，能量是由手产生的，但是声音却是从鼓面上传出来的。我们的心脏是产生能量的地方，而膻中穴就相当于鼓面的位置。

本章讲述了两个非常重要的观念，一个是"心肾不交"，一个是"气聚膻中"，这是中医理论中最重要的两个东西。

第三答：器官加上90°硬管才能共振。

人体器官并不是直接挂在主动脉上振动的，而是经由一段分支管才能实现共振。我们在水管模拟实验中发现，器官要通过一段分支管连接到主动脉，共振才会产生，且此分支管一定要是硬管，并且有特定长度，太长太短皆不可。例如在我们模拟肾的实验中发现，硬管约 10 厘米最好，在解剖肾动脉的实验上结果也差不多，显然此段硬管有几何上的意义。事实上所有器官均是通过一段硬管挂在主动脉上的。依照传统流量理论，若只是将血液送到器官，器官应像蜗牛一样，挂在主动脉上（愈近愈好），且斜顺着流出去，而分支管则愈软愈好。但现在（解剖上）却是通过一段分支管，而且是呈 90° 角接到主动脉上的。试想，水管应是向下直流最容易送水，一段呈 90° 角弯曲的水管，水岂不是很不容易流过去？

但是，如果以共振理论来解释就很容易理解。此分支管比两边的主动脉与器官都硬，因为器官与主动脉间需要这个特别的几何结构进行滤波，共振才能产生，如此肝才会是第一谐波，肾才是第二谐波等，这些个别经络的单频共振与主动脉本身的全频谱共振不同。

第四答：有了舒张压才能送能量到远端。

我们用嘴吹气可以产生风，这是流量，可是这种以嘴吹的风能送多远？能不能转弯？以口发声，声音是压力波，也就是"气"，风和声音哪一种传得远？哪一种能转弯？再进一步以送电来比喻，假如最轻松的方式是流量的话，电厂的电是不是可以直接用线接到我们家里来？为什么需要造一个变电所，先调整了电压再把电送到家里来？

其实压力输送的方式效率会更高（就像声音一样），我们人体送血也应该如此，这是符合共振理论的，但没有办法用流量来解释。昆虫类动物或许可以用流量来输送血，因为昆虫的血液循环是开放式的，所以说是流量也对，说是共振也对，因为它的心脏一压，血就散到全身各处去了。在昆虫的层次，像蝗虫之类的，它们也活得很好，说不定比我们还强。所以从某个角度来讲，以流量方式传输血液的确很轻松，不过大概体形也就只能那么大。或许昆虫的体形受限制就是由于这个原因，稍微将血液输送远一点就有困难了。所以在小区域用电池就够了，但如果要远距离输送，就非得用现在的输送系统——高压低电流。如果只是昆虫一般大小其实没有区别，只有几厘米长而已，共振频率也只有一个，但是一旦达到几十厘米长，器官也复杂且需要更多共振频率时，这就要考虑到输送的方式问题了。

第五答：因为要维持共振，所以心脏要有规律地跳动。

每个器官里一定要得到一定的血量，它的自然频率才会出现。血管也是一样，假如我们的动脉里没有压力，动脉压不能维持的话，动脉里的弹性也不能维持。动脉脉管的弹性跟动脉的半径有关，动脉半径越大的话血管就越硬，血管越硬的话自然频率就会越高。跟打鼓一样，鼓面拉得越紧越硬，打出来的声音越高；鼓面松的话，打起来声音就比较低沉。器官也是一样的道理，里面的压力越大，它的自然频率就越高。所以调血压的时候有一件事情很重要，要注意心脏在搏动的时候，各器官的血压会跟着调整，这样每个器官跟心脏才能处在共振的状态。心脏跳得太快是不行的，血压一定会跟着改变。就像跑步时心脏会跳得比较快，这时候去量血压，血压一定会跟着上升。为什么？因为血压稍微升一点，器官就会绷得比较紧，自然频率就会上升一点，这样心脏与器官才能维持共振。所以除非自己有特异功能，能够随意调整血压，否则同时要心跳慢，又要血压上升，是不可能的。心跳与血压中间有一个基本的关系，是一定要维持的。所以当舒张压很低很低的时候，心脏每分钟应该只能跳三四十下，系统的共振频率也会变成三四十，此时就没有办法维持共振了。共振不能维持的话，压力就不能传送下去，而压力传送不下去就无法产生共振了！所以为了维持这两方面的互相依存关系，心脏一定要有规律地跳。

第六答：因为共振腔大，所以大动物心跳慢，发声频率也低。

在跟人类一样是以共振方式传送血液的动物中，鲸的心跳为每分钟20多下，大象为每分钟30多下，这是因为动物越大，循环共振频率越低。这与大、中、小提琴会发出不同的低、中、高的乐音，是相同的道理。事实上从这个现象大概也可以推测出动物叫声的频率，这也与共振有关：心跳频率越低的动物所发出的声音越低。这在生理的设计上是有逻辑依据的。我们的耳朵听不到自己的心跳声，如果听得到心跳声，我们就会像身处在大风箱之中一样稀里呼噜不得安宁了。人类能听到最低的声音频率大概是16赫兹。为什么？我们人有十二条经络，心脏跳动频率大概是1.2赫兹，1.2赫兹去乘12大概就是14.4，你如果能听到14赫兹，就会听到自己的心跳了。所以人类听力的音域是20到20000赫兹。因为鲸心跳跳得比较慢，所以它就可以听到更低的声音，它也适合听到更低的声音——更低的声音不会吵到它。鲸每分钟心跳20下，也就是3秒钟跳一次，并且它只有六七条经络，所以计算之后可推出它大概能听到3赫兹以上的声音。但是狗又不一样了。狗听低音的能力比我们差（但能听得到超声波）。老鼠又更差。我们的听力决定了我们发出的声音的高低，可以听低音才会发出低音。动物所发的声音一定是在同类间听得最清楚的频率范围内的。所以鲸在交流的时候，就会用它们听得最清楚的频率进行交流，这个频率很低，人类无法听到。

第七答：因为血液循环是以共振压力驱动的，所以动物才能运动。

如果从目前西方主流的血液动力学来看，因为血流的流量是驱动循环的主力，而它又是一个向量，所以手一抬起来，那么原来向下流的血液就会因为重力而反向向心脏流动了。但从共振理论来看，就不会有这个问题。因为血液系由血管壁的挤压而流动的，好像我们灌香肠时用手挤压肉块一样。当我们要肉块向前或向后移动时，就会用握手的力量上下挤压，此时施力方向与肉移动方向垂直。虽然也会因此造成肉块的回流（这就好比血管中的血液向前进三步，却要向后退两步一样），但却不必担心因为重力或是流体向量平衡作用所可能造成的大量的血液回流的现象，这就解决了动物运动会造成"气血攻心"的当前理论的矛盾。

共振
中医的现代科学解释

第二章

气即共振：血液循环的原动力

∂ 经络演化论与共振谐波的发展

我们先反向思考，经络到底是怎么来的？从数学的立场来看，经络一定是由基频再演变出高频的；从演化的立场看，低等动物的循环只有一个基频，全身只有一个共振腔，可视为一个由简单的弹性动脉腔与一条条较坚硬的周边血管所组成的压力腔的构造。在高等动物中，其身体结构越复杂，其血液循环也越复杂。仔细区别人类与其他哺乳动物，很明显的一个外形差别就是狗、猫、象等都没有肩膀。事实上，在人体关节的疾病当中最难治的就是肩膀的疾病。人工关节有髋关节、膝关节，但少有肩关节。看那几条经过肩膀的经络，是手三阳经：大肠经、三焦经与小肠经，都是其他动物所没有的。此外，人类的手指都是分开的，越高等的动物才会越接近我们的形态。从实验得知，老鼠约有七条经络，血压波的频谱上只有七个谐波；青蛙约有五个谐波。在演化上越高等的动物谐波数就越多，由此我们推断经络是一条一条产生出来的。

人类胚胎发育的过程也将演化过程展示了一遍：鱼期、乌龟期（两栖动物）、爬虫期、哺乳动物期……最后才是人。心脏刚开始形成时也只连接一条主动脉，只有一个基频，即主动脉的天然频率，接着在适当的位置长出肝来了，跟着耦合出第二个谐波，在恰当的位置又接着长出肾来了……一条条经络就"长"出来了，到形成一个胎儿时，十二条经络就完全"长"成了。因为前一条经络参与了后一条经络的形成，所以才会让整个经络的演化过程看起来就像胚胎发育的过程一样，这是很有意思的现象。图2.1是我们从经络能量观点所看到的动物演化程序假想图。但这整个过程不是全由基因决定的，而是由心脏提供能量，基因物质决定生长的材料。心脏传到肝的共振频率，将肝的细胞吸引过来，长成肝的样子，而不能参与共振的细胞就不是肝的部分，这些细胞就变成身体的其他组织。所以所有动物的肝都长得一个样子，甚至位置也都长在相对应的位置。

由脏到腑，共振频率逐渐增加

心脏泵出血来，若只有一根血管，则就只有一个共振频率，亦即心脏的基频。主动脉一直在调整自己的共振频率以配合心脏，譬如运动时心跳变快，同时血压变高，而血压高时血管变得粗大，因而变硬，进而共振频率变高，以配合此时心脏的频率。主动脉的共振频率即第一谐波，第一谐波在胚胎发育初期会行进到肝，同时肝可产生第二谐波。第二谐波的能量行进到肾，再产生第三谐波，第三谐波是脾。如此依序产生：第四谐波是肺，第五谐波是胃，第六谐波是胆，第七谐波是膀胱，第八谐波是大肠，第九谐波是三焦经（不是上、中、下焦的三焦，三焦经走全身体表，奇经八脉均属三焦经），第十谐波是小肠。至于第十一谐波是否为心经仍存疑，因为我们的仪器测量到第十一谐波时能量太小，不能确定。在历史文献的记录上，在马王堆挖出来的资料中，也没有心经。也许随着演化，近代人才逐渐出现心经。至于心包经，我们也暂时定义它是第零谐波，也就是总合波，但是更多的研究工作可能会修正这一定义。在此定义中，心包（第零谐波，

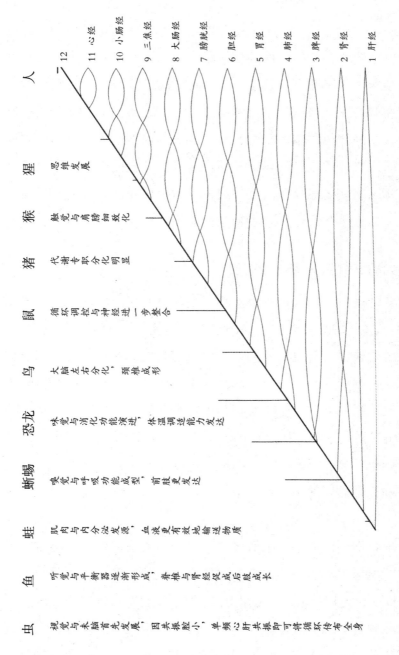

图 2.1　生物演化过程先后与经络数目逐渐增加的可能对应关系。

CO）即心的总输出量。中医所说的心火大，即 CO 大，表示心脏虽然很用力泵，但血泵得不多，效率低。心火大的治疗方法就是使静脉回流效果变好，效率增加，此即中医所说"心是火，肾是水"，以肾水来济心火。CO 小表示效率高，心脏只要稍微用点力，就能够将血送到全身各处去了（但手脚发青时的 CO 小则是心脏输出不足，在诊断上需分辨。就如同不痛时要分辨是健康的不痛，还是已经麻痹了）。

心脏泵出能量，共振频率由低向高地产生，器官经络也一条条长出来，这好比是音乐理论中谐波产生的现象（图 2.2 便以音符的共振来模拟经络共振）。所以第一谐波肝的能量最大，第二谐波肾的能量第二，以此类推。愈高频的谐波其能量愈小，身体上的器官也是肝脏（肝需血量）最大，再来是肾。肺脏虽大，但若观察肺动脉，可发现肺不是整个为一个脏器，而是一小块、一小块为一个共振单元（进肺的动脉分成了很多条呈树枝状，不像肝是一整条动脉）。第五谐波以上（胃、胆等）属腑。脏实心，腑空心，空心共振频率高，所以流入的血量亦少。脏实心，需要流入的血量亦较大。《难经》说"数者，腑也；迟者，脏也"。"数"即是振动较快的意思，"迟"即较慢。第二谐波心跳一次振动二次，到三焦时心跳一次振动九次，我们观察到的胃、胆等空心腑在高频，而脏如肝、肾、脾、肺等经络在低频，显然我们的老祖宗说的没错。

经络谐波产生的顺序

我们任何一个器官都有两个共振频率：分别是器官本身所在经络的频率与下一个（+1）谐波的频率。胚胎心脏泵血出来到主动脉，一开始是打个方波（也就是一个冲量），这个方波到了主动脉里面时，只有一个共振频率，也就是主动脉的共振频率。等到肝开始长出来之后，

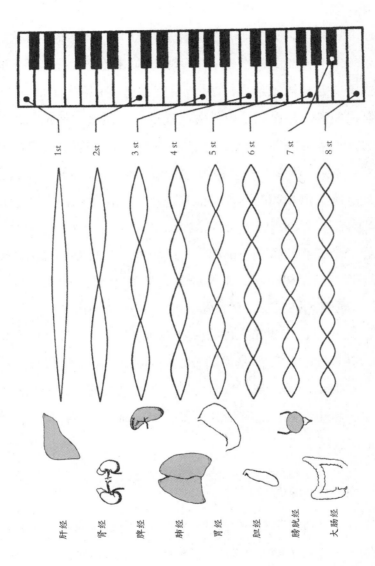

图 2.2　由音乐中诸波的观念类比人体经络共振的能量分配。图中器官只是代表经络循环系统共振中的一部分。

肝脏便与主动脉开始共振。肝在生长的时候一定要维持原来的共振频率，如果不是原来的共振频率，肝就得不到血，所以这个频率一定也是肝的共振频率。但是假如肝只有自己的一个共振频率，接下来肾的共振频率就不会产生，肾也就不能继续生长出来。所以肝吸收了这个频率以后一定要再产生另一个共振频率才行。所以，假如这时候肝坏掉的话，除了肝本身的共振频率会被影响，肝所产生的共振频率也会受影响。否则在胚胎发育的时候，怎么可能会在心脏发育之后接着又长出肝、肾、脾等器官呢？我们的演化过程又怎么会继续走下去呢？

要模拟这个实验只需要用到一根管子，旁边再加一个器官，只要模拟这个结构，本来的一个频率就会变成两个，根本不需要安排，它就会从一个频率变成两个。并且，这个变出来的第二个频率正好是第一个频率的两倍，真是奇妙。等到肾生长完全之后，又会产生一个新频率，这时候第三个共振频率就跑出来了。此时管子中就有了第三个共振频率，就会再生长出脾。所以每一个器官事实上除了有自己本身吸收血的共振频率之外，还会产生一个新的频率，也就是可以产生下一个器官的频率。所以假如我们的肝坏掉了，就一定会影响到肾，肾坏掉了一定会影响脾，就是这个逻辑。这是中医在治病的时候必须把握的重要原则。在所有经络中，任何一条经络一定会受到前面的经络的影响。

所以有时候肾的病未必一定是由肾来的，而可能是由肝来的，有可能是肝没有能力去产生第二个谐波所致。第一谐波的血管里本来就有血，所以第二谐波还能得到血，但是现在假如肝的共振状态不好，有脂肪化的现象发生的话，就会让肾的频率产生不出来。如果肾的频率产生不出来，肾就得不到血，肾也就会出毛病了。这时候是因为肝的问题造成肾经的不对，事实上应该是肝功能有问题，结果看起来却是肾经不对了。

⇒ 以共振观点看循环系统的结构与功能

我们的血液在动脉中是往前流一下，再往后流一下的。但是若依流量理论，我们的血流应该要一直往前冲，才能维持动量不变。但事实上，我们的血流却好似往前冲三步、向后退两步。就能量来看，流动动能中大约有 2/3 是由振荡产生的，而流动能量仅占全部能量的 2%。现今的循环理论认为血液循环是靠这 2% 的能量往前冲的，但是，那其他 98% 的能量又在做什么？你会设计一个 98% 的能量都没有用的机器吗？这么没效率的循环系统在演化上是如何留存下来的？更荒谬的是这 2% 的能量之中又有 2/3 是进三步退两步的。换句话说，真正有效的能量只有 0.6% 到 0.7%。

红细胞因血液的振荡而向前输送。那我们的红细胞又是如何适应此振荡的呢？红细胞在演化上发展出了一种特性：流动速度低时便凝聚。这有什么好处？在原始时代里，雄性死亡的主要原因是外伤流血，雌性则是生产，所以在演化中止血的机能是非常重要的。人的心脏一旦停止跳动，即使能救活，通常结果都不会太好。因为血液一停止流动，微循环就停止了，红细胞都凝结成块状了，即使救活了也会造成一些后遗症，所以心脏乍停那几秒钟的急救很重要。由于红细胞演化出这种机能——血液流速一减慢便会凝结——以利止血，反而成为处理内出血、脑卒中时最困难的问题。因为一出血就会结成一大块。血流速度太慢的话，即使在血管中也会凝结，很快就会形成血栓，更进而引起脑卒中或经济舱症候群。高血压病人吃阿司匹林能避免平时结块，更可避免脑卒中时结血块，也减少了血液之阻力，是很好的循环促进剂。但常吃阿司匹林的老人最怕摔伤，摔伤时若造成内外出血都会血流不止，这又成了另一种致命的麻烦。所以我们必须以新的眼光去看红细胞凝结的正负效果之于循环的真正意义。

动脉回流圈是急救穴位所在

动脉血液通常在流到组织微血管的网状结构后会流回到静脉。另外动脉血液也可以经过动静脉分流（A–V Shunt），而不经过微血管网，直接流回静脉。A–V Shunt 就像泄洪道。血液流进组织的微血管网的开口数量很多，但一般这些开口数目只开 2%。当流血量多时，血液会从 A–V Shunt 流走，而不是多开一点微血管开口。依照目前强调动能的流量理论，开口量应是依流血量决定的，而且开口愈多愈好，而不是只开 2%。血液最后会流到网状结构的微血管，为什么？依照血流理论，微血管最好长成树状结构。这些均是生理上最基本的问题，必须有合理的解释。

动脉到达手、脚末端，都会形成一个个回流圈，循环到头部的动脉亦是如此，位置在人中穴（上唇与鼻孔间）的下面。这些回流圈的位置亦恰好在中医的几个急救大穴上：上焦的人中、手心的劳宫、脚心的涌泉（见图 2.3）。为何这些重要的穴道在此位置？又为何此处组织结构如此特殊？手背与手掌结构不同，脚背与脚掌结构不同，嘴唇结构不同，且都以平滑、无毛及微血管多为特点，为什么？而且这些结构处 A–V Shunt 特别多。依照传统流量理论又是无法圆满回答这些问题的。但若按照我们压力波的理论：压力波在一般管内均会反射，但身体有避免反射的设计，当血压自回流圈两端传来时便互相冲抵而且避免了反射。而为了避免不能完全抵消掉反射，身体便利用如泄洪道般的 A–V Shunt 将多余的血液导走。而血管末端之网状结构，不论是否有 A–V Shunt 都可以消除血液压力波之反射。所以回流圈的形式，加上回流圈外的各种网状微循环的结构，一方面可以增加吸

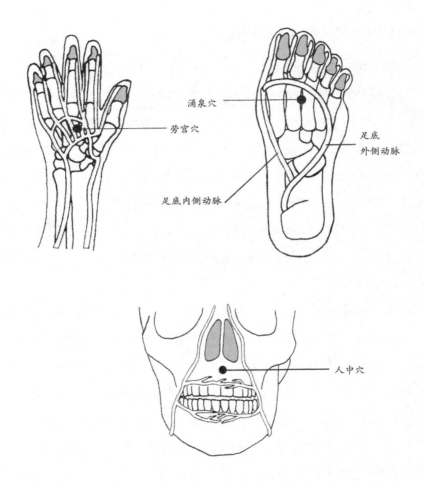

图 2.3　人体有可见的动脉回流圈构造的部分共有三处，分别是手掌心（劳宫穴），脚心（涌泉穴）与嘴唇上（人中穴）。这三个穴位也是中医的急救大穴。此外，在口腔上方，脑子的下方，也有一个回流圈，叫作"威利斯环"（大脑动脉环）。这一回流圈在生理上可能更重要，但因看不到，在诊断上没法参考。

收血液压力波的能力，一方面可以降低反射。所以身体靠着手脚、头部的血管网络特殊结构，一方面引导了血液压力波往下传输，一方面避免了反射造成的输送效率不佳。因此嘴唇、手脚便是观察我们头部、手脚循环好坏的最佳指标。因为流过来的血有余，才自 A-V Shunt 流走，所以身体不好时，手、脚或嘴唇发冷、发紫，即是循环稍微不够、血液压力波传不下来之故。中医说要喝四逆汤，其作用即在增加心脏输出，强心以增加手脚处压力波的强度，从而达到增强手脚循环的效果。

浅论上、中、下三焦血管共振

身体的循环基本上分为往头上的循环、往躯干的循环与往脚下的循环，这也是中医所说的上、中、下三焦。上焦自脖子以上，枢纽（血的集中点）在鼻下人中穴。肚脐以下为下焦，枢纽在脚底涌泉穴。中间为中焦，枢纽在手掌劳宫穴。上焦能量的集中点在印堂穴（上丹田），中焦能量集中在膻中穴（中丹田），下焦能量集中在丹田穴（下丹田）。上、中、下三焦是依血液循环来的，如果测量血管的共振频率就会发现，在脚上测量第二谐波能量较大，亦即脚上所有血管都可量到第二谐波的共振频率；手上的血管是第四谐波亦即肺的共振频率最大；而到头上的则是第六谐波最大。这与过去古书上的记载略有出入。简而言之，上、中、下三焦分别对应的共振频率是下焦为肾的共振频率（第二谐波共振频率），中焦是肺的共振频率（第四谐波共振频率），上焦是胆的共振频率（第六谐波共振频率）。请注意，本节强调的是人体三焦部位动脉血管本身的共振频率，而不是包括微血管循环的经络血管个别共振。

﹀ 心脏自调与体循环外调的共振

当一颗心脏自捐心者移植到受心者时，这颗心脏是以捐心者的心跳速度跳，还是以受心者的心跳速度跳？通常捐心者的心跳速度较慢，而受心者因为长期的心功能不足，所以心跳速度较快。结果是刚装上去的心跟着受心者原来的心跳速度跳，而且会随受心者的健康状况变好而渐渐变慢。这是一个很有趣的现象，因为心脏被移植时，交感和副交感神经已被剪掉，所以受心者不能通过交感和副交感神经去控制这颗心脏，换句话说，身上所有其他位置的传感器都不能给这颗心脏下达命令（有些人的交感和副交感神经在心脏移植后一辈子都长不回来，有些人是在移植后的有限时间内长不回来）。换句话说，心脏自己有数十个神经节，它自己会找到病人身上的共振频率，以消耗能量最少的频率进行跳动。心脏自己能感觉到做功的量。这个问题是大部分研究心跳变异率的人没想过的：当心脏被移出来留在体外时，心跳变异率会变小，也就是心脏会很有规律地跳动，但移植到受心者体内后，心跳变异率会变大。另一个可证明心脏会自调共振状态的例子是曾经有人做过两颗心的移植，被移植的心脏虽然没有交感和副交感神经，但两颗心会有规律地一起跳（当时医生依照流量理论的想法对此进行解释：两颗心就像两个泵，应该会更有效率。但事实上并非如此）。

健康体形与心脏共振互补

心脏要把血泵出去，升主动脉的架构位置很重要，多挂一颗心效果并不一定好。譬如手术室用的左心室辅助器所输送的血，仍是以泵到升主动脉的效率为佳。也有泵到其他特定位置以辅助心脏之不足，但效率就远不如原心脏（仅 1.7 瓦）泵到升主动脉的膻中穴位置。这些事实都说明了心脏在以配合身体的共振状态跳动时最有效率。

事实上，循环系统是心脏控制生理发育的机制。胚胎发育时是这样的，长大了，心脏仍在控制体形：心脏功能差，身体水肿，四肢萎缩，只长肚子。因为能量送不出去，到不了四肢，所以越年老长得越像青蛙。如果心脏健康则能量送得到四肢。所以好的气功师父到年纪大的时候，其体形会像个椭圆的球，因为他的共振状态最好。他不胖，肌肉不发达，不像练拳击的，这是因为心脏循环状态佳会回过头控制体形。也就是说，心脏与身体是互相影响的：心脏输出的波形影响身体，反之，因为身体是心脏的负荷，所以身体会影响心脏输出的波形。

穴道、器官对于循环系统非常重要，从共振理论看，它们不仅起着负载的作用，其本身更是共振的一部分。我们曾经把老鼠的肾脏动脉夹住，发现全身脉波变小而不是变大；一般说身体的其他器官是心脏的负荷，因此拿掉心脏的负荷（器官），脉波应该变大，但实验的结果却是脉波在变小，这真是难以理解。当这些器官接上去的时候，全身循环反而因此加强了，所以我们知道器官不只是单纯的负荷。不仅器官如此，穴道实验我们也做过：把穴道压住，没压血管，例如压住大肠经的穴道，这时整个大肠经循环都在减少。没压血管，只压住穴道，依反射理论，例如压二间、三间穴（在食指侧面），理论上反射应该增加、脉应变大。所以，我们身体这个架构中的所有穴道及器官都像共振的加压站，血在送到这些器官的过程中，因为这些器官的负载加压而使共振状态变得更好了。

由"五脏藏七神"看脑病

对人类来说，最重要的循环负荷是脑，五脏六腑及所有穴道的共振，其最终目的均是供血给脑。所以脑子好不好，除去先天因素，也与是否有足够的血供应氧气到脑部有关。事实上，大部分人的脑部供氧都不够。《难经》上讲"五脏有七神"该如何理解？心脏把血泵出来之后，每一个器官都是输送此能量的共振腔（穴道也是），最后将血供到脑部。假如共振腔变坏，脑子某个部分的某些功能就会因缺氧而受损。脑子是"神明出焉"的重要器官，氧气供应不够，则这种神明的功能就不能出现，所以说"五脏有七神"。到底脑中有几种"神"？这是说不清的。但基本的观念是当脑部有足够的氧供应时，功能必能存在，所以"神明出焉"。植物人事实上是脑的循环没有了，或是说少了一根经，所以少了一个功能。智力障碍与孤独症（又称自闭症），都是少了一根经，他们的脉或是某个经络的循环没有了。脑部的病有时不只是要直接治脑，还要从治内脏下手，好比说发电机、输送线都要好。五脏的共振障碍去掉，循环负荷就小，脑自然能得到养分（氧）。

上节说减重后，因为循环负荷变小，所以很多病会因此好转。但有些病，若因为负载线没弄好，即使心脏好而且负荷减少，还是很难痊愈。有关脑子方面各种情志的病，几乎都可在循环上找到答案。其实，孤独症、脑性瘫痪也几乎都可通过循环的改善而得到良好的治疗效果。

脑出血或栓塞其实都是脑部循环不良造成的，出血是因血管缺氧久了而硬化进而破裂；栓塞则因血流不畅，红细胞结块造成阻塞。治疗时，同跌打损伤的治疗逻辑相同，分成两个时期治疗：（1）冰敷（当下）；（2）24小时或更久以后热敷。因为刚出血时重点在止血，冷敷使微循环减小，结疤长好后则不希望脑部细胞再缺氧，再缺氧则会导致细胞死亡更多，所以倒过来用热敷。处理前要先看在哪一个病程。

归经治则比脏腑表里重要

平常我们说脏腑是表里关系，这个表里跟归经治则没关系，真的在治脏腑病症的时候，我们看病人哪一个经不对，就用那个经的药来治，有关脏跟腑的表里道理不懂也没关系。但是在治疗重大器官的疾病的时候——像是肝的病，事实上是需要肝、肾、脾一起治的，尤其应将重点放在脾的部分。而肝与胆、肾与膀胱因为是相邻相近的器官，其循环也有相关性。

以中医药送氧（气血）到病灶

针灸特定的穴道、经络时身体会有一定反应，故可根据正确逻辑针灸特定穴位，再配合量脉，即可知道头部哪一个部位的循环减少，这可以用脉诊追踪得很精确。若在数周内，以针灸、汤药改善头部循环，预后都会不错，但不宜久拖。因为拖得越久，细胞死亡的数量越多。等缺氧的细胞死光了就治不了了，只有在缺氧的区域细胞还在求生时才有治疗效果，黄金期只有几周。西医治疗的逻辑也相同，先止血，止血后再打抗凝剂，像是用抗凝血药物把血栓溶掉。但西医没有同时监测血流量并考虑共振的问题，结果往往事倍功半。若能配合中医治法，采用归经的针灸及中药，则可以将药物送到希望送到的部位，以加速收效。

同理，以咽喉炎为例，吃抗生素理论上是有效的，但问题是吃进去的抗生素会不会到达咽喉部位？发炎是因为咽喉的循环不好，细菌才在那儿繁殖，而吃进人体的抗生素如果没有血液循环相送到不了咽喉部位，其结果也只能是增加肝肾负担而已。所以如果吃抗生素又能同时配合服用增加咽喉微循环的中药，其效果则会增强，甚至不需吃抗生素，只需将血送到位即可治愈。所以，治疗的方法是立刻开条"高速公路"将"后援部队"送达扁桃体。若了解了身上"高速公路"的原理——也就是经络与血液循环的关系，即使不用抗生素，也很好治。只要是局部的慢性病，改善循环均会有效。但这种以送血来对抗细菌的方法对全身发炎则无效，因为全身都发炎了，循环再好也没有用，这些病人应该都在急诊处了。

脾统血与肾衰竭

中医所谓"脏藏血"，是说每一个脏器里面都有很多血。肝脏是所有器官里面最大的，它负责血液的储藏与过滤。但以调控功能而言，肾脏是最重要的。肾脏的体积也非常大，储藏血的容量也很大。脾统血，事实上是有两个立场的，第一个是说，整个血液循环有没有畅通，在脉诊上就是要看脾；另外一个很重要的是指在生理学上，为我们清理身体里坏死的红细胞的器官也是脾。所以中医的这个脾是很广义的，除了脾脏本身以外，还有脾经。脾经的功能事实上是指我们的免疫力，包括了整个血液循环的大部分表现。脾脏的功能主要是代谢红细胞，其他的功能并没有这么重要。就这个立场来说，脾清血的话是对的。但是在中医里面所谓脾经的功能，非常重要。所谓后天之气全部是脾经，包括肠胃消化、免疫力等都在脾经。脾经包括了脾的经络跟脾脏，在中医里面都叫脾。要知道，传统中医只看十二经络，而脏器是附在经络上面的，一定要这样看，才会懂得中医的医理。假如还像西医那样去看一个个器官的话，则永远无法学通中医。脾脏本身是干什么的？它是脾经的一部分，就像肾经管肾脏一样，我们的脾脏是分解红细胞的最重要的器官。以现在的生理学来看，我们身体中所有坏掉的红细胞都是到脾脏里来分解的，脾脏真正的功能是这个。有些血红素会被回收，但这绝不是中医所讲的脾经在统血的全部意义。

通常在中医的治疗上，肾不好一定要看清楚究竟是肾经的肾衰竭还是脾经的肾衰竭所引起的。是肾经的肾衰竭就要开补肾的药，是脾经的肾衰竭就要开补脾的药，如果开错了药，那会对病人的影响更坏，他的肾或脾也会坏得更快。如果开药的方向对了的话，病人就会好得非常快。但是这也有风险，因为病因在肾或在脾事实上不易判断。中医里面所谓补肾的药百分之八十以上是补脾的，这些药对肾经的肾衰竭无效，也就是说针对肾经的肾衰竭的补肾药就比较难选择，这是在所有的肾衰竭辨证判断中最难的部分。究竟用补脾药还是补肾药？像西医用药后产生的副作用一样，是要非常小心的。

肾衰竭要在肾经跟脾经都坏了才会发生，只有肾经坏肾脏不会衰竭，肾脏的功能还是可以维持的，不过病人会有很多肾虚方面的毛病。中医只要看经络就够了，因为中医整个理论架构都是从循环理论而来的，所以能治的也是循环病。我们不要把传统西医的东西硬塞进来，那就会变成四不像了。

≈ 血压与高血压

舒张压：维持生存的基本工资

在循环的基本现象中，很重要的一点是为什么要有舒张压。前面提过，如果是以流量理论的角度来看，舒张压是一种没有用的东西，因为如果目的是让血液流动的话，血管中是负压的话比较好，水往低处流，压力为负的话流动得更快。然而舒张压相当于河堤，有一个高度就必然会阻碍水流的前进。但若从压力的立场来看，舒张压就是必需的，理由如下：没有舒张压的话，血管就会扁掉，器官也会扁掉，这时候就不会有其特定的振动频率。就像打鼓一样，鼓一定要绷紧才能振动，不绷紧的话发不出声音，器官、血管也一样。所以一定要有舒张压，而且舒张压很重要，舒张压过低的病人是要送重症监护病房的。

我们以气球来作比喻。气球中有压力，只要在气球的任何一个地方戳一个洞，里面的气体都会喷出来。我们所说的压力在送血时也包含了同样的道理。血管里面只要有压力，整条血管就像是个密闭空腔，可以是任何形状的，但是只要在身上随便一个地方刺个洞，血就会流出来。用压力来送血的时候，只要压力到的地方血就会到。所以中国古书上说的"气至与不至"就是血压能不能到达的意思。中国人以前说气不通就会陷，脸色就会不好。为什么会"陷"？压力不到就会陷，压力到了血就到了，这个人看起来就会精神饱满，面色红润。到脸上来的能量已经属于高频的能量，而脸部又在身体的高位，能量分配得少，所以脸部很容易遇到能量（压力势能）缺失的情况。如果脸上还有能量维持，这表示身上的能量是有余的，这也是中医望诊所重视的指标。因此，在分配血液的过程中，舒张压维持的是基本的能量，一定要维持在 70 毫米汞柱，这是最基本的供给量。

收缩压：分配财富的先后顺序

那么收缩压是做什么的呢？收缩压就像是政府可分配的钱，每个月除了最基本的需求，还有多出来的部分。心脏输出一个综合波之后，这个波按照共振的频率来进一步分配能量，就像政府分配预算。分配这些钱的时候，是视各处的需要而定的，心脏、器官、血管等都是在调整每一个共振频率所需的能量。这种调整有什么好处？循环最终的目的是送料——也就是送血，血一到的话，所有需要的东西都有了。

可是我们这个送料系统一个开关都没有，动脉就像是连通管，要如何控制呢？这个料又要送到哪里去？舒张压只是维持最基本的需求，但是多出来的还有这么多血要送，要如何处理？这些血是为了应付突发状况的，譬如说突然间要运动或是考试，身上的血液就必须重新调配，不能像原来一样，否则想跑就会跑不动、想用脑袋时却不能思考……如果只有那些基本供应的血，想做什么都不能做了。所以身上必须有一个动态的调配功能，而这个动态的调配依靠的就是收缩压。

这一动态的部分看起来虽然只有 80 到 120 毫米汞柱，但事实上处理的血不少，即使其压力差很小，但它可能比舒张压还有效。这是为什么呢？我们身上每一个开口都是有弹性的，当压力不同的时候，开口的大小并不一样，所以 80 到 120 毫米汞柱对开口大小的影响，可能比 0 到 80 毫米的影响要大。因为有弹性，所以口开得越大，喷出去的血就越多，一打开就喷出去，后面这一段（80 到 120 毫米汞柱）的血会比前一段（0 到 80 毫米汞柱）喷出得更多。

那么是否身体每一个地方都有 80 到 120 毫米汞柱的压力变化？在器官里，压力的变化并没有这么大，事实上压力是按照频谱分配的，所以不同器官里的压力有的大有的小，会有些差异。现在西医也同意在颈动脉、主动脉、桡动脉、脚上的动脉所量出来的血压多少有点不一样（经过重力校正之后）的说法。身上的血压真的是一门学问，调度上最精妙的所在就是按照频谱来分配，第一个谐波分配到一条经、第二个谐波分配到另一条经等，如此在分配上、管控上最容易，在生理的血液循环调节机制上也最容易。譬如说现在小肠经想要多一点血，就把第十个谐波拉大一点，小肠经的血就会变多了。我们身上哪些开口开大一点、哪些开小一点也是可以调控的，血管弹性变高一点、低一点也可以调控。血管看起来是被动的，但并不是全部都靠心脏控制，血管与开口都有调控的功能。假如某处输进来的血压降低的话，那个地方的开口就会变多并且开大一点，等到开口打开到了极致，心脏就会增加输出，就会产生高血压。

高血压：重要器官缺氧的补偿作用

通常是缺氧的器官与经络，才会需要我们的心脏多用一点力多带一些血液进来，而且这些都是很重要的器官与经络，否则，心脏不会有那么大的反应。像是肾经、肝经、肺经的问题，心脏就会自行去调整。这样来看高血压，就会觉得很有趣，我们就很容易理解高血压是怎么一回事。事实上高血压是身上某个重要部位缺血（或缺氧）的补偿作用。既然知道高血压是这样产生的，那么高血压的病人就很好治——会发生高血压表示心脏功能还好。

我们经常会听到西医说：吃降血压药一段时间之后，如果血压不高就可以停药了。现在西医治疗高血压，简单地说，使用的有下列四种药物：（1）让心脏跳得比较慢的 β 受体阻滞剂（β-blocker）；（2）让心跳比较没力气的钙通道阻滞剂（calcium channel blocker）；（3）把血的压力化解掉，让血液体积减少，从而让周遭血管松弛的利尿剂（diuretics）；（4）血管紧张素转化酶抑制剂（angiotensin converting enzyme inhibitor）。因为血管紧张素是让血压上升最重要的因子，因此医生希望把它的浓度下降使血压降低。这属于一种综合效应，比较接近循环生理所需，所产生的副作用比较小。

西医所开的上述四种降血压药，其逻辑是把高血压看成实证——循环系统太有力所以血压太高，要用阻滞剂、抑制剂等西药来降压。事实上这些做法只治其标不治其本。这些药的基本作用都是要让心脏不要跳得那么用力，实际上并没有解决问题。因为问题主要是源自重要器官氧气不足或血不足时身上的补偿作用，结果吃药只是让你心脏不要那么用力跳，从而让血压下降。因此，假如是一个心脏功能很强的病人，他就必须吃一辈子药，否则血压就降不下来；除非心脏衰弱了，血压自然降下来，西医才会叫你不要再吃药。但是到这个层次时，身上的缺氧情况更严重，而心脏功能也不好了。反而是血压很高，还可以高得起来，这时要治高血压才最好治，因为这表示心脏还很强，还补偿得过来。真正要治的是把不通的地方弄好，如此一来血压马上会降下来，而且不会复发，也不用再吃药。

中医视高血压为虚证，与西医相反

中医理论说高血压是虚证，正好与西医相反。中医认为高血压是因为重要器官缺氧，所以心脏才加压以送出更多氧气（血）。以失眠为例，几乎所有失眠均是因为脑缺氧所致。脑缺氧为何会使人无法入眠？因为睡觉时循环会降低，呼吸会减量，因而脑子供氧更为减少。所以治失眠最有效的方法是改善脑的供氧，缺氧的问题改善之后立刻就能呼呼大睡了。同理，如果把高血压看成实证而将血压直接降下去，只能让脑血管不会因受压破裂而引起脑卒中，或预防肾脏因为高血压而受损，但高血压的病因并没有真正消除。有人因此吃了十年二十年的降血压药以致肝肾衰竭。通常病人到这种两难的地步时，心理上最容易接受其他方式的治疗，此时如果把降血压药拿掉，肝肾自然就会变好，我们再用中医特有的治法把高血压降下来即可。

至于收缩压高，从脉诊仪来看，可以马上分辨出是哪一个频谱高上去了，然后看哪里有"风"（循环不稳定）的现象，我们就去把那个地方处理好，高血压也就好了。甚至有人是胸椎姿势不正导致高血压，一矫正回来，血压马上就能降下来。对于血压的问题，要是真正了解了血压的目的与工作的模式，高血压是最好治的。高血压病人最后大多是死于肝肾衰竭，但事实上这些病人都是不应该死的。我们只要晓得其中的原理，几天就可以把他治回来了。因为这些病人原本并没有什么严重的问题，而是吃了太多不需要吃的西药，因而导致肝肾衰竭。

高舒张压：肺功能（化油器）不良

西医觉得最难治的高血压是舒张压（低压）高。从供血的逻辑来看，舒张压会升高是因为肺功能不好，所以舒张压高的病人在别人看来或许很难处理，但是我们用脉诊仪就非常容易诊断。一定是肺功能不对，因为肺没有交换足够的氧气，因而血里面的氧气不够，心脏拼命泵也没用。每个地方其实都有血，但是血里面的氧气只剩下 50% 的话，要两倍以上的血量才够用（血红素的互助效应）。因为需要两倍以上的血量，所以舒张压只好升高。所以对于这种病人，一定要看他的肺，看他是不是肺哪里受伤了，还是姿势不好等诸如此类的原因。把这些原因纠正过来，血压马上就能降下来。把伤处处理好，问题就解决了。我们肺的构造其实是肌肉把肋骨拉开了，因而吸了很多空气进来。当右心室泵出血时，肺经过鼻子、气管又吸了很多空气进来。肺循环有点像化油器，泵出血时肺动脉先变窄再变宽，跟我们的身上的主动脉不一样，后者是一直变宽。所以当肺脏打开的时候，右心室输出的压力波较小，只有 15 毫米汞柱到 30 毫米汞柱（我们的体循环的输出量是 80 毫米汞柱到 120 毫米汞柱）。右心室泵血的时候，血液只往前走一点点；但当肺一打开，就像化油器，一吸气，血就喷出来了。所以在这里 15 毫米汞柱到 30 毫米汞柱的压力差就够了，喷出来以后就跟空气混合。

肺功能不好的时候，通常都是因为外面的肌肉受伤了，没有能力把肋骨打开，而肋骨打不开血就不容易喷出来；血喷不出来的话，氧气交换的效率就不好；效率不好，血里面的氧气就不够。可是心脏又还很强健，仍在努力工作提供更多的血给各器官和组织，因而左心室就继续用力泵，泵得舒张压都升高了，可是身上还是缺氧。为什么呢？因为血里面都没有氧气了。

心室会肥大的原因多是超载，但是为什么心脏会超载？因为全身都在缺氧。所以不管看到什么症状，只要舒张压升高，几乎都是肺功能不好，一定要往这个方向去想。其实低压高是最好诊断的。我们还要看肺是不是受伤了，肺的受伤都是从外面来的，还要看是不是已经进到里面去了。假如已经进入里面很久了，而且造成里面的肺已经有些萎缩了，那就不好治了。假如只是陷在外部的话，90%都可治好。我们的器官中，肝只有一个，而且肝只有一条血管，可是我们的肺有很多肺泡，很多条血管，所以事实上肺是一个很大的组合，而且结构很复杂。肺脏中有从右心室过来的循环，也有从左心室过来的循环，这两者要平衡。我们吸气的时候，大气压力将空气压入肺脏，肺脏则要喷血出来。因为将这些机能组合在了一起，所以肺泡是非常复杂的结构，呈六角形而且很硬，而肺本身则很软。血管很软，可是肺泡又很硬，所以在器官结构上肺是最复杂的，在处理压力的变化上也极为复杂。我们如果想测量各器官的循环，其他的器官都比较容易测量，只有肺最困难。氧气交换也很难测量，因为肺像化油器，一打开就可以和空气做最大的交换。

肺若受伤就得先从肋骨间的肌肉下手，肺里面的结构是碰不到也很难医治的。但是从经络的理论来看，只要胸部的脾经、肺经、肾经、胃经这些地方有伤，都会伤害到肺功能，所以这时候要先确定问题出在哪里，再去治那条经，而且是用对的方法治中焦，如此一来，治愈的概率才会高。

器官（血管）硬化：严重的循环不稳（风证）

身体每个器官的供血量因其共振频率不同而不同。器官除了调整血管弹性之外，还可以调整开口数量，所谓会有"风"就是这个缘故。一个是把 2% 的开口数量增加一些，但是有其极限，如果还开不够，就开到 3%、4%，但如果开到了 5% 以上就会逐渐开始有"风"的现象出现了，脉搏就会不稳。如果再恶化就很严重了，表示缺氧缺得很严重，器官就会开始出现硬化的现象，并且有可能内出血，也可能有些水肿，转成血分（组织改变）的病了。所以中医讲风证的时候就表示危险，因为这表示缺氧现象严重。不只是内出血，假如这时候还有其他不好的东西存在，例如细菌——哪里循环不好、抵抗力差，细菌就会在哪里定居——就容易导致炎症，而内脏出血也会是在这些部位。因为供氧不足，细胞之间的联结程度就不好，因而不能紧密地结合在一起，进而也会发生内出血。久病的糖尿病病人容易内出血也是同样的道理。要增加血液流入，重点不在器官里面的小动脉扩张——小动脉扩张不见得会引来更多的血，因为这是一个共振状态。

以万艾可为例，本来万艾可是要改进心脏循环的，但是后来实验发现吃万艾可不能改进心脏循环——也就是心脏的血不会增加，即使心脏血管扩张了可是血还是流不进去，所以只好误打误撞把它转成治阳痿的药来卖。因为血能否进入一个器官，是由这个器官以及其主动脉的共振状态决定的，只是把血管弄大是不够的。血管的放大或缩小，身体器官本身可以对其进行调节，包括调整其血管弹性，但要器官去调整共振频率似乎就不容易了。我们现在常常以为是因为血管硬化所以才产生了高血压，但我们要知道，高血压一旦严重的时候，不只是血管，连器官都会硬化，甚至连全身都会硬化，这显然不是"血管硬化"可以解释的。也正因为这样，有人可以通过观察耳朵来看病，连耳朵都硬了身体自然就出毛病了。

收缩压与谐波分配（经络演化）的过程

每一条经络跟它的器官之间还有一个共振的关系。共振的理论可以这样想，假设有一个东西产生一个能量，而这个能量有一、二、三、四、五、六、七等种类，例如低等动物只有一种，打出来的只有第一谐波，全身只有第一谐波，一打出去全身都是第一谐波，也等于一个舒张压、一个收缩压。只有第一谐波，所有的地方就是只有一跟零，"零"是舒张压，"一"是收缩压。一到零，这个时候，它全身只有一种共振，这是最简单的现象。昆虫就是如此。事实上，昆虫只有一个小小的动脉腔，动脉腔一压血液就流出去了。昆虫体内是没有血管的，是开放式的。昆虫可能就只有一个共振，甚至可能连一个共振也没有。

经过演化以后变得比较高等的生物，就有两个频率。两个频率有什么好处？举例来说，例如蚯蚓，一边是到头，一边是到尾巴，那么它在送出血液的时候，就会打出两个频率。舒张压大家都一样，可是这两个频率呢，一个送到头，一个送到脚，这个时候要控制就比较好控制了。它要让到头上去的血液多一点，就把第一谐波打大一点，第二谐波打小一点；反之，就把第二谐波打大一点，第一谐波打小一点。这样控制是不是很简单？需要开关吗？不需要。动脉有没有开关？没有！那么它怎么控制血量？就是用这种调节的方法。

再继续演化，就有三个频率出来了，一个到头，一个到脚，一个到肚子。这时的控制也大同小异，要让到头上去的血多就把第一谐波打大一点，让到肚子去的血多就把第三谐波打大一点，让到脚去的血多就把第二谐波打大一点。如此一来，就演化成更复杂的动物，器官多，组织也多了。再进步一点怎么办？就要打四个谐波、五个谐波。有五个谐波的动物说不定就能到陆上来了，说明其已经是进化到高等的两栖类动物了。然后是六个谐波、七个谐波，就有了老鼠、狗、猫。到有八个谐波、九个谐波，血的分配能力也越来越好。因为这时候只要调整任一个谐波里任一个振幅的大小，就能进行有目的地分配血量了。振幅大，共振的这个地方能量就会过去，不共振的地方能量就不会去。就像家里的电视频道，每个频道都会送出很多电波来，调到跟某个频道共振的频率，就会收到那个频道的电波。反之，如果没有调到正确的频率，就收不到。

经络也是如此。心脏会输出很多的波，也就是我们先前提过的零到十的谐波。每个谐波输出来以后就会被分到不同的经络跟器官去。器官是属于哪一条经络的，这个器官的共振频率也就是那条经络的共振频率。例如：胃经的共振频率是五，那胃本身也是五。为什么我们治胃病的时候可以从胃经去治，便是因为这两者的能量都源于第五谐波。所以假如胃经堵塞的话，整个第五谐波的阻力就会变大，能量就不容易被送进来。因此胃经生病的时候胃也会跟着没有力。同理，肝经受了伤以后，肝的循环也会跟着没有了。这便说明了经络跟器官是一对孪生兄弟，并且生死与共。

经络、穴道、器官形成共振网络

❧ 经络的共振结构

胚胎发育

我们的身体在胚胎长大的过程中，是由血液的供给决定这个胚胎能不能生长的，没有血进去的部分就会死掉。胚胎状态的肝没有血的话，胚胎状态的肝就会死掉；胚胎状态的肾没有血的话，胚胎状态的肾也会死掉，那个胚胎根本没有机会成熟。事实上，心脏在胚胎发育的成长过程中会不断地跳动，这个搏动的过程就是在促成血液的分配，同时决定器官的形状以及位置。它一定要让能量按照它分配的规则分配到全身去。所以胚胎在发育的时候会把物种演化的过程再重复一次，要从只有一条经络的动物变成两条经络的动物，然后再从两条经络的动物变成三条经络的动物，慢慢地生长，最后发育成熟。如果是猴子，可能只长到第八条经络或是第九条经络就停止了；而猩猩可能在长到第十条经络时，它的胚胎就停在那儿了。只有演化到人的时候才会长出第十一、十二条经络。

心脏一定要不停地跳动，一方面是提供能量，另一方面是让基因演化，促使胚胎产生不同的器官。

胎儿发育的时候，心脏的频率并没有迅速改变，但是内脏的复杂程度却会愈来愈高。以我们的实验为例，老鼠可以分析到七个谐波，再后面就没有能量了；分析青蛙，可能只有四或五个谐波；昆虫的话，大概只有一个谐波，因为它是开放式的循环系统；分析人的话，则有十个以上的谐波。复杂程度不断增加，也就是器官的种类不断增加、经络愈来愈多；青蛙可能只有胃经，到了老鼠开始有膀胱经，到了人才发展到小肠经，后面大概是心经。之后人愈来愈聪明，心经大概就会愈来愈明显。现在一般人的心经看起来还在边缘，能量好像有又好像没有。这是目前我们对经络的看法。

肺部的功能是在出生之后才开始发挥的。出生后肺的气泡会膨胀起来，开始交换氧气。但这并不是说未出生时体循环还没将肺纳入，就好像胃虽然还没放食物进去，但是胃的循环还是会维持。出生前肺已经长好了，只是肺还没有打开，只有出生以后碰到空气才会打开。胎儿所需的液体、营养是经由胎盘与母亲交换血液送过来的，但胚胎的发育还是靠自己的心脏，而不是靠母亲的心脏。母亲的心脏会帮助其成型，不过那不是胎盘真正的驱动力。胎盘本身能起到一个很好的保护作用，连母亲的心跳都会被隔离，能通过胎盘传送过来的只有营养。所以胎儿跟母亲的心跳之间的压力波不会直接产生影响，母亲每分钟心跳 70 多下，胎儿则跳 170 下、180 下，也许会有些倍数关系，两者可以互相帮忙，但是绝对不会一样。

穴道结构与弹簧模型

关于经络，到现在为止我们并没有发现什么实质的东西，但这并不表示经络、穴道是无形的。穴道就在那儿，一个个在固定的位置上十分清楚。我们所示范的模型中的小弹簧就是穴道（见图2.4）。穴道事实上是动脉微循环的一部分，这些微循环最后都会流到静脉去。所以我们把小弹簧挂在动脉跟静脉的中间。解剖的结构也一样，一条动脉血管，有个分叉出来，再分成很多细的血管，然后流到静脉去。中间这个微血管网的部位就是穴道。因为穴道处微循环特别丰富，所以这里也成为局部电阻最小的点。明确地说，穴道就是静脉跟动脉中间一些微循环的体系。假如去看解剖的话，若是动脉分支的微循环特别多的地方，再加上这个地方有很多的神经，那么这样的一个点就是穴道。假如底下有一块肌肉的话，差不多都在神经与肌肉连接处的终板（end plate）的位置。

一个穴道若是属于某条经络，那么这个穴道的共振频率也就是这个经络的共振频率，这个共振频率也可以通过测量得到。穴道是振动的最大点，也就是反节点。而压住穴道、抑制振动，就会抑制大动脉中传送的压力波。穴道就像模拟用的小弹簧，是会加强血液压力波继而往下输送的中继站。譬如说肝经的穴道都很大而且很软，所以它的频率都很低；一到阳经也就是体表的高频经络，譬如说膀胱经，其密度就比较大，弹性也比较大，再加以面积又比较小，所以其频率就相对高。至于穴道的特性，例如井、俞、原穴等的区别，是因为受其相对位置的影响。

经过前章关于舒张压形成的说明，我们就很容易理解以下状况：譬如把弹簧拉紧就像是舒张压，这样弹簧上就含有能量，我们一松手它就会弹回来，因为能量存在里面。假如我们把弹簧放得很松，让它共振，产生的一定是低频；用力拉紧的话，产生的频率就会比较高。血管也是如此；压力低的时候，频率比较慢；压力变高的时候，自然频率就变快。这是因为弹性系数会随着张力变大而变大。血管上的任何一个地方一旦出现缺口，血就会喷出来，这正是因为能量就储存在那儿。事实上我们身体里的血管都是先拉紧的，拉紧的好处是全身都能分配到能量。

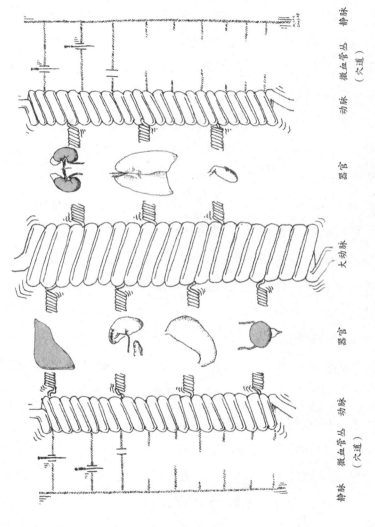

图 2.4 以大小弹簧振动的模型，表示生物体经络共振的血液循环压力波互动现象，器官只是这个振动网的一环。

动脉、器官与穴道的弹簧共振网：经络

我们的身体比较复杂，不是只有两个弹簧。我们可以将一个弹簧看成是一条经络，弹簧少的状况就像比较低等的动物。人类的身上应该有十二条经络，所以模拟上应该要有十二个弹簧。但是我们身体上的经络事实上并不只靠动脉网（弹簧）来传递谐波，中间还挂着器官。所以不同经络间有器官相连，振动就会经由器官在经络之间互传。譬如说一条肾经和一条脾经，肾脏就挂在这两条经络中间进行互传。因此当心脏泵出血液的时候，这些器官就把全身连了起来。在弹簧模拟中，比较大一点的弹簧就是器官，整个身体就是一个网络。所以我们不能将身体想成是一个只有血管的系统，事实上还有器官可以把各经络耦合过来。

从更微观的层面来看，穴道则像是在两条血管（动脉与静脉）间比较小的器官（图 2.4）。在这里我把两个弹簧中的一个当动脉看，一个当静脉看。穴道是这种比较小的挂在动静脉之间的小弹簧，而一条经络就相当于一条动脉带着一条静脉，再加上许多穴道。整个系统叫作"经络"，这个经络会产生一个特定的共振频率。而穴道是以一定的距离来排列的，一个个穴道以一定的距离排在经络上，就会让这两条血管好好地共振。因为静脉本身没有弹性，所以我们通常不喜欢用弹簧来模拟静脉，更合适的做法应该是拉一条铁丝来取代弹簧（图 2.4）。

本来这个有弹性的弹簧，轻轻一拨就会振动起来，现在加上穴道以后，振动变得更容易了，压力也传送得更好了，振动到了哪里，能量也会随之送到哪里。所以有了器官以后，这些经络中间都有相关性了。因为经络经过这些器官，所以只要心脏在中间的弹簧一敲打，能量就传过来了。舒张压便是如先前所言的拉开的动力，不拉开弹簧是

不会振的。也就是说没有弹性的时候不会振。有了舒张压以后，动脉及器官才会有弹性，此时我们再弹弹看，就会发现能振动了。

此外，我们把小弹簧加在正确的位置，也会振动得更好。在经络与经络之间加挂的弹簧就是器官。我们的心脏在中焦那边一打，振动就可以传遍全身了。有一个舒张压就能把基本的血管、器官都充满，并且富有弹性。然后我在一点上一敲，就会全部都振动了。并且这个振动并不是每条经络都一样的，而是按照特定频率在身上分配的，不同的频率会分配到不同的经络上。一条经络就是一条动脉加一条静脉，然后上面有很多穴道，而每一个器官就负责把经络跟经络串连起来。所以你的某条经络不好，它对应的器官也会跟着变坏，因为两者是同一个频率。换句话说，经络如果没有能量，挂在中间的器官就会受影响。

回顾以弹簧来作为共振理论模型的几个重点：（1）动脉若没有舒张压则很难振动，所以可以拉紧弹簧以增加弹力来模拟舒张压；（2）静脉是没有弹性的，所以静脉不会像弹簧一样振动，因此要把静脉当成一条铁线；（3）静脉与动脉间要有连线，若用一个没有弹性的元件连起来，就会阻碍动脉的振动，但若改放一个小弹簧，就不会有阻碍，还会有助于振动；（4）经络是什么？就是这一整排的动脉、静脉，外加中间的小弹簧（也就是穴道）。所以穴道点不是乱生成的，这些小弹簧必须放在特定的地方，以特定的模式或频率振动。主动脉在中间振动，其他经络环绕此大弹簧一起共振。

现在只要心脏在中间搏打，所有经络（弹簧）都会一起振动，但是各个弹簧所分配到的能量不同。而针灸就是把一个小弹簧（穴道）压住，让整个系统振动的方式与原来不同，也就是改变压力在身体上的分配，因而血液的分配也跟着改变了。举例来说，如果我们扎胃经足三里，其他地方的循环就会改变，也就是第三、第六、第九谐波的能量会增加。针灸足三里会补气，古代练功也都是在练此第三、第六、第九谐波的能量，这也是古人所说的要常灸足三里的原因。

各经与络不重叠，却与神经相邻

经络中没有两条经可以重叠。因为从数学的理论来看，二维空间的东西的谐波都不能是整数，所以两条经绝对不能相碰，一相碰的话，就违反了数学定理。故共振的谐波不能是整数。所有的经都不相碰，即使我们看到经络挂图上画的经好像经过了同一个位置，但其实一个是深的，一个是浅的，而不是在同一个位置。没有一个穴道是两条经都经过的。络穴或经外奇穴不是共振直接到达之点，只是经络的血可以流到那个点去。真正的经脉是共振的渠道，到络脉的地方只是用了流动、渗透的方式，是有一些血管让血流过去，而不是用"气"的方法共振过去。用共振的方法通过的，是经。所以络穴或经外奇穴可能有两条经到达，但经本身不会重叠。

大部分神经都是跟着动脉血管在走的，距离颇近，所以经络不只与动脉有关，与神经也有关。为什么神经也是相类似的脉络？大概是为了身体在"配线"时比较方便。机器在配线的时候也是拉许多条线进行整体配置的，否则它每个地方都要单独配线就会显得太麻烦了。我们的神经也可依此来想象，便于就近调控这些地方的松紧度，进而调控其弹性。

运动、运气时经络循环的重新分配

如果把弹簧拉紧一点等于是舒张压在比较高的状态，也是频率比较高的意思，那么，当舒张压处在较高状态的时候，是不是对较高频的经络供血较有利？其实频率拉得比较高的时候，心脏跳动的频率也会跟着提高。所以心脏跳得比较快的时候，血压也会跟着升高，这两者会相互配合。器官充血后，共振频率也会随着提高，这就可以在小范围之内调整器官的共振频率，还可以跟心脏继续同步。否则，心脏跳动加快，器官却不能配合，岂不是就没有血了？

但是，若是在运动过度的状态下，心跳增加了两倍，器官还是不容易得到血。因此身体必须按照优先顺序重新分配各经络的血量：如果只有第二、四、六谐波有血，第一、三、五谐波就没有血（见图2.5）。事实上，当我们激烈运动的时候，心跳增加到 2.5 倍以上就不能再增加了，再往上升就会有生命危险。当你的心跳是基础值的 2.5 倍时，血压也会跟着上升，所以共振频率会由一、三、五提高到二、四、六谐波，这时候你只有第二、四、六谐波有血，第一、三、五谐波都没有血。第二、四、六谐波刚好是到手、脚、头的血，所以刚好给你运动用，但是你的消化系统，如肝、胃都会没有血，吃下去的东西也都变臭了。换句话说，激烈运动的时候，吃进胃里的食物就像摆在外面一样，过一会儿就臭酸了，吐出来都是酸的。为什么？因为消化器官的循环都没有了。这也就是为什么饮食后一两小时内不要运动的原因。

练气功的人，在运气的时候，控制血管的成分比较少，大部分是在控制穴道的弹性。运气的时候，事实上是把每个穴道都拉得比较紧，所以"气"就不会从穴道散掉，而是通通都跑到手上来了。那些正在运气的人，事实上是把肌肉弄得有点紧，让振动传下来的能量受到影响。本来振动、能量是要分配到各个穴道去的，但是练气功的人不让这些振动、能量分配到中途的每个穴道及组织中，而一直将振动能量往下"赶"，所以"气"就一直往下走而跑到手上了。

现在很多西方运动专家建议让心跳频率维持在平常的 1.5 倍，说是

心脏输出：6   vs. 18 升 / 分钟
心跳频率：70   vs. 160 次 / 分钟
血压：120/80   vs. 150/80 毫米汞柱

休息时各器官的相对血流量 （总输出为 100%）			大量运动时各器官的相对血流量 （休息时总输出为 100%）
14%	胆（脑）	C6	6%
15%	胃 / 大肠 / 小肠……	C5	3%
11%+7%（手）	肺 + 手	C4	11%+30%（手）
6%	脾	C3	1%
20%+7%（脚）	肾 + 脚	C2	3%+30%（脚）
6%	肝	C1	1%
……………			…………………
3%	心肌		9%
5%	骨		3%
15%	肌肉（手脚）		150%
6%	皮肤		24%
14%	脑		14%
8%	其他		8%
100%	小计		232%

图 2.5 当人体大量运动时，心跳加速会使得循环共振条件改变，奇数经络（如肝、脾、胃经等）会自动减低血流量并增加肺活量，以供肌肉与皮肤迅速代谢氧气与排泄汗水之用。

这样对身体最好，但其实这对身体的伤害是很大的。因为当心跳变成原来的 1.5 倍时，1.5 倍并非人体自然共振的整数倍，这会让心脏对身体所有的经络都减少供血，为了能供应各经络之所需，则心脏必须加倍工作。虽然这样做可以烧去许多脂肪，达到减肥的功效，但这种激烈的运动对身体其实是有害的。专业运动员大多短命可能与此有关。而我们东方古老的运动如太极拳等，反而能让练习者长寿。东西方的两种运动理论，各有优劣。如要得金牌，西方的好；如要健康长寿，东方的好。

发声、练气与咒语

我们每发一个声音都会有振动，因此也会影响到我们身体脉波的振动。很多气功都要求发声，也是基于这个道理。发声是可以辅助练气功的，因为发声的动作可以让身体不同部位的肌肉（穴道）收紧或放松，从而达到收聚"气"的目的。不论是咒语或打坐，都是一方面放松精神，一方面调整气血，让身体的共振达到最理想的状态。而发声的练习，更可以将身体的各个共振腔充分利用起来。要共振腔共振，就一定要放松，与练气的秘诀不谋而合。而控制声带的肌肉、控制呼吸的肌肉的方法，也与运气时的控制穴道的心法有相同之处。学习声乐的人，都知道发声是与练气有密切关系的。

⇝ 经络与身体不同部位的相关性

血管就像水已经在管子里，一头让水流进来，另一头让水流出去。血管中只要有压力在，有开口的地方就会有血流出来。所以现在我们研究的重点就在于心脏这样搏打，压力是如何分配到身上去的。这是我们想要知道的，因为通过压力的分配就能了解血液的分配。

经络阻塞的感觉：痒、酸、痛、麻、木

一般而言，不通则痛。凡是压力分配不到的地方，就会有病，其顺序是痒、酸、痛、麻、木。这也可由神经索中之 α、β、γ、δ 之大小条来分别。越小的神经，膜电位越不稳，所以一缺氧，δ 细胞会先做出反应，接着是不反应（没有膜电位了）。然后按照 $\gamma \rightarrow \beta \rightarrow \alpha$ 的顺

序逐渐麻木了。假如对阿是穴针灸，也就是直接处理酸痛的穴位，效果就会很好。譬如若是小肠经的问题，就在小肠经上找到阿是穴直接用针，效果就会不错。但是要强调的一点是，阿是穴不见得是最严重的穴道。病人的病程会有痒、酸、痛、麻、木的变化，阿是穴都是平常病人感觉痛的地方，但常常不是最严重的地方，最严重的地方通常是木的部位。准确判断是一件很困难的事。譬如说手关节受伤，病人抱怨腕关节不适，但是其大部分的病因可能不在腕关节，而在肩关节，更多的是在颈椎。如果你知道病因是在颈椎，帮他用力推拿，他当时就会感觉到痛了，之前他不会感觉到痛是因为这边已经麻木了。颈椎或肩膀可说是祖母，手腕痛是儿子，可是你去听病人主诉时，他都只讲儿子，因为这里还在痛，而肩膀或颈椎是三年前痛的。所以一般在诊断的时候，只凭病人主诉的话是很危险的。因为病人的主诉往往是"儿子"的病，有的医生因此治了三个月、六个月还治不好，就是因为没治到病根。

小肠（与脑子）不完全与小肠经（与胆经）共振

一条经络上的任何一个地方堵住了，都能造成能量分配不均，导致心脏压出的压力及血液送不到这里来。心脏就像一个发电机，产生人体循环所需的能量，这些能量运用体现在两个方面：一个是舒张压，这是维持循环的基本的量，并且也维持器官、血管的弹性；另外一个就是收缩压，收缩压也打拍子，同时分配了身上的能量——第一谐波分配到肝经与肝，第二谐波分配到肾经与肾，第三谐波分配到脾经与脾，第四谐波分配到肺经与肺，第五谐波分配到胃经与胃，第六谐波分配到胆经与胆，第七谐波分配到膀胱经与膀胱，第八谐波分配到大肠经与大肠，第九谐波分配到三焦经，第十谐波分配到小肠经与小肠。

但要注意的是，小肠经对应之小肠并不主管所有的小肠。在演化的过程中，我们的内脏是越来越复杂的，所以里面一层核心的小肠还是脾经管控的，只有比较晚期演化出来的小肠，才属于小肠经管控。

上行到脑部的经络主要有胆经，不过看脑干部分主要是肝经，因为胆经是在演化后期才有的，早期的动物并没有胆经。脑干到上面的百会穴还是靠肝经来送血，稍微旁边一点到耳窝的部分还是肾经。头上一些原始生物就有的部分，例如脑最下面的末脑附近，都还是属于肝、肾经管。但是到了进行比较高级的思考的部分，有了肩膀以后，胆经、膀胱经、大肠经、三焦经、小肠经就变得重要了。所以对于人才会得的病，就要从这几条经着手。如果是低等动物也会得的高血压，治疗的时候则肝经、肾经都要兼顾。如此一来我们便了解了所有的经络。脑虽然表面上是属于高频的，但是要注意低频的血压波，因为五脏的脉波会影响到脑比较深层的部分。

耳病至少与四条经络堵塞相关

到耳朵的经络主要有肾经、小肠经还有三焦经，其中所有上焦的血管都是胆经，因此，对于耳病来说，观察胆经仍是最重要的。耳朵聋了有几种可能：假如是耳窝内部的病，就要治胆与肾；假如像是梅尼埃（美尼尔）病（Ménière's disease，这是由于内耳压力不平衡而造成晕眩与听力丧失的一种疾病），其实是一边耳窝的循环没了，则大多跟胆经有关。如果耳病是肾经的问题，就比较难治。如果耳病是小肠经或三焦经出了问题，就比较容易治。通常治此种病时，要特别注意颈椎有没有歪。骨头是所有经络的根本，血管肌肉都挂在骨头上，脊椎一歪，每一条经都堵住了。所以碰到梅尼埃（美尼尔）病的病人，可以摸摸他颈椎的第一、二节，若往右边歪，则表示其右边耳朵不通，往左边歪，则表示其左边耳朵不通。用力敲一敲有可能就当场痊愈，而且只要叫他以后注意，维持颈椎的正姿，就不会再复发了。这如果只用针灸得花多少个疗程呢？脖子是歪的，哪怕通过各种手段拼命地往这边送血，那又能送多少过来？所以我们必须知道血液循环的基本逻辑，有些病拍拍敲敲就好了，如果这时还用针灸或是一些奇怪的手法，反而是在故弄玄虚糊弄病人。

阴脏治器官，阳腑治经络

要准确地知道病人的循环堵在哪里并不容易。因此，除了了解最根本的经络原理之外，还得学会从脉诊看出病人循环堵塞的位置。

上焦是第六谐波（胆），中焦是第四谐波（肺），下焦是第二谐波（肾）。每一条经在上焦、中焦、下焦的位置，都可进一步细分。例如胆经可分为上焦胆经、中焦胆经、下焦胆经，中医一定要学会看。但是下一步就要考虑别的，就如前面我们提过的，小肠经只管小肠的一部分，因为人是经过长期演化而来的，因此小肠越来越长，而最后演化出来的部分才属于小肠经。所以对高频所谓腑的经络而言，经络本身比器官更重要；而对低频或五脏的经络而言，器官则比经络重要。举例而言，治肝病的时候，下意识地就会想到要去治肝经，此举有效但是效果不大。治肝病的时候，最要注意的是脊椎骨有没有压到肝俞穴？脊椎有没有右弯去压到肝？这比肝经还重要。但是治小肠经的病时，就要注意小肠经有没有被压到，这比小肠是否被压到重要。所以说五脏属阴、六腑属阳，治腑的病尽量治体表，治脏的病才是去治内脏。一般说来，经络对内脏的病来说，是次重要的；可是要治腑的病时，经络却是最重要的。

脑死亡的缺氧指标

人快脑死亡的时候，胆经的缺氧指标都会飙升到100～200，我们可借此判断是否脑死亡。一个人濒死的时候，除了看脑死亡的指标，这个时候还要看第一肝经的指标，因为末脑是由肝经供血的。人的心肺要死的时候，看第四个谐波的状态就知道了——第四谐波的缺氧指标若升到70以上，就非常危险了。我们用脉诊仪预测病人大概半个小时还是几个小时，或者是一天后会自然死亡，一般来说准确度是很高的，除非给病人输氧。

⋙ 部位与经络：三焦与三焦经

三焦经与奇经八脉

"三焦"有两个不同的意义：一是本身为一个系统的"三焦经"，一是分为上焦、中焦、下焦的"三焦"。二者是不一样的。人体躯干的上焦、中焦、下焦各部位分别是一个系统，而三焦经本身是另一个系统。我们全身腠理（表皮）的"气"都是三焦经的"气"，也就是汗腺在的那一层。从另一个角度来说，就是我们全身的奇经八脉，都是属于三焦经的"气"，但不包括肋膜、腹膜这些体内部位。

换句话说，我们在练外功的时候，主要都在练腠理的"气"。金钟罩、铁布衫什么的就是指这个。练成了之后会怎样？空空的就像一个金钟，外有钟罩，里面是空的。练外功对身体没有多大好处。很多外功练到最后会失眠、高血压，毛病一大堆，这就是因为都是练腠理的"气"，而没有练到内部。所以功要练得好，要内外兼修。练内功的话要去打坐、练静功。内功心法，就是"气"往里面走。通常在脉诊上看练功的人，其第九谐波都会很正，也就是第九谐波能量比正常人高出许多。

李时珍的《奇经八脉考》中说这个奇经八脉是"气之江湖"。它是流通的湖泊的那个性质，是江湖的性质。换句话说，身上第九谐波很好的话，能量很多，若有哪一个经不好，它都可以去帮忙。因为它在全身走，所以可以帮到别的经络。但问题是它自己能量不大，所以事实上能帮的忙是蛮小的，像是内脏不好的话，它便帮不上忙。三焦之气只是表皮的，如头上的胆经，这种属于"外面"的部分，它可以帮得到；但是内部深一点的，三焦经就没用。这是一种"三焦"。

上、中、下三焦：身体的部位

另外一种"三焦"的定义是什么？上焦属胆经，中焦属肺经，下焦属肾经。这是另一种三焦的定义。所以我们在看中国古书的时候，一定要看清楚，它讲的三焦是真正的三焦经，还是上焦、中焦、下焦。两者定义上就不一样。治病的时候哪个更重要？是上焦、中焦、下焦，而不是那个三焦经。三焦经在练功的时候很重要，练金钟罩、铁布衫也就是练奇经八脉的意思。武侠小说讲什么都是奇经八脉，那些都是练外功，但是外功不能治病。第二、第四跟第六谐波是所谓三焦的定义，即上焦、中焦、下焦。所以我们看上焦的病时，第六谐波一定是主体，中焦的病第四谐波一定是主体，下焦的病第二谐波一定是主体。但如果是看皮肤的病、体表的病，那就是平常讲的三焦经。

三焦经没有对应的器官

一般而言是要多一个内脏，才能多出一条经络来的，但是三焦经没有也不必要有明显的脏器，它是能量很小的经络。比如说小肠经，小肠经不是指整个小肠，因为小肠在演化早期成形的那部分是属脾经的，只有后来演化出来的那部分才是属小肠经的。但是因为小肠经走到头上来，胃经也走到头上来，所以它才跟我们的脑子管控的食欲与情绪有关系。

因此，我们可以了解，平常是要有一个器官才会产生新的频率，也就是新的经络。但是这个器官可以大，也可以小。而三焦到底是什么器官，说实在的我也不知道，它可能只是一些穴道，一些比较大的穴道，或许是全身的奇经八脉，或可说是皮肤，因为只要血管与器官耦合就会产生一个新的频率。譬如说心脏一开始只有一个血管，这个血管只有一个共振频率，但是肝脏长出来后，它们两个耦合，就会发生第二个频率，然后肾脏长出来，肾脏还是二，可是它又耦合产生三，脾经来又会耦合产生四……演化过程里面它就一个一个产生出来，胚胎发育的过程也是如此。所以三焦经只是它整个或全身的奇经八脉来耦合而已。以我们现在的知识，只能作这样的推测。

脉诊 第三章

未来医理的基础知识

倾听身体的共振旋律

⤳ 脉诊是人体状态的总报告

动脉所得到的脉波，也就是中医在手腕上把到的脉，是人脑内数千个、心脏内数十个以及全身其他各部分的神经节自动控制、调节循环状态的总结果。我们可由此得到总报告，获知全身的状况，就如同由工业部门的总报告，便可获知整个工业成长的经济状况。至于细胞分子生物学研究每个神经传导物质与接受体在各神经节的作用，则好像去细看一个工厂中的一条生产线的报告。

脉诊调控指标：能量、相位、缺氧

心脏在搏打的时候，就可以进行调控。但事实上不只心脏在调控，器官的微循环也可以借由孔开得大一点或小一点进行调控。一开始的时候，器官中的动脉开口只开 1% 到 2%，而且是轮流开的。器官只要一打开微循环的开口，哪边缺氧缺得厉害，血液就会赶去支援，速度非常快。比如说肾脏。肾脏的共振波是第二谐波，这个第二谐波在接受舒张压的时候，与全身其他部位一样，都是接受 70 毫米汞柱到 80 毫米汞柱的血液。随着第二谐波的能量分配到肾脏，肾脏中任何位置一打开动脉微循环的开口，血就会由开口流到组织当中去。假如要血量多一点，开口就相应会多一点、大一点。当然，如果口打开得太多，也会有副作用。口打开得太多的话，这个位置的压力就会下降，那么后面的血就要快速补充。如果泄漏得太厉害，就会补充不及。这时候我们从脉诊中会看到一个现象：如果肾脏在缺氧状态，微循环就会开口。但是开太多的话，它第二谐波共振波的稳定度就不好。于收缩压作用的时候去量它的强度，就会发现它撑不住了。

脉诊里面有几个指标，有所谓能量（energy）的关系，也就是中医所说的"气分"；有所谓相位（phase），就中医来讲就是"血分"；此外还有一个是缺氧指标，就是气分跟血分各自的标准差，这个标准差表示了微循环的多少。开口太多就表示缺氧，因为缺氧所以希望口开多一点。当身体变差时，一开始一定是能量供应不及，缺氧指标就会变得很高，这是我们身体的自动补偿措施。人体有一个很大的弹性范围，只有当剩下不到三分之一的肾脏有功能的时候，去检查血的成分，去检查尿的成分，才检查得出肾功能已经不正常了。但是如果从脉诊来看，它老早就告诉你了，我们可以在很早的时候就知道肾功能不好，而且知道是哪一个肾的功能不好。不必等到看什么尿素氮测试（BUN）、肌酸测试（creatine）等测试的结果，甚至数值很高了以后，才知道病了。由脉诊判断，一开始就可以看到肾的能量不足，等组织开始有一点坏死，它的相位（血分）就会跑掉，因为它的共振频率不对、变质了。通常我们会先看到缺氧的指标上升，肾一变坏这一指标就显现了。缺氧指标上升的时候，表示特定器官缺氧越来越严重，这也表示器官就快出问题了，所以器官会加大血液需求量，于是就会把微动脉开口一直打开。若开口打开了血液还不够，缺氧指标就会一直上升，这时候器官就可能真的因缺血而局部坏死。所以我们通常会先看到缺氧指标持续上升。

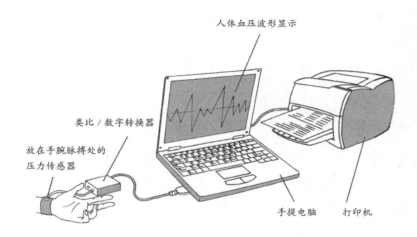

人体血压波形显示

类比／数字转换器

放在手腕脉搏处的
压力传感器

手提电脑　　打印机

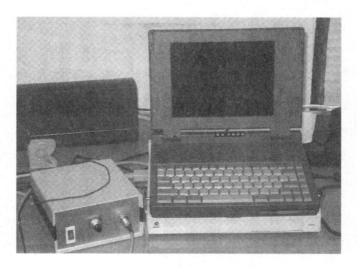

图 3.1　脉诊仪的基本构造

脉诊仪的构造与指标显示

依据前面介绍的原理，我们开发了脉诊仪（见图 3.1）。此仪器借由一小片（直径 5mm、厚度 1mm）绑在关部（寸、关、尺的关部）的压力传感器量取动脉管的搏动数据，记录五六个压力波形，去除外界影响所造成的不稳定的波形之后，将波形的资料输入电脑进行分析。

经过电脑分析之后，可以得到下列的脉波诊断表（表 3.1）。

表 3.1　脉波诊断表

Patient ID：			Age： 68	
Record No：				
Date： 96 / 02 / 07				
Time： 15：34：04				
Gender： Male				
Hand： Right				
Measure： new				
No	Intensity Flag	STD%	Phase Flag	STD%
0	++	3%	N	0%
1	++++++	2%	N	1%
2	–	1%	–	2%
3	–––––	5%	––	2%
4	+	7%	N	3%
5	++	1%	N	3%
6	––	12%	––	2%
7	N	13%	N	4%
8	++++	11%	–	3%
9*	N	19%	––	3%
10*	––	27%	–	5%

在表中，最上面几行是患者的基本资料，下半部的最左边一行（No.）由 0 至 10，分别代表心、肝、肾、脾、肺、胃、胆、膀胱、大肠、三焦、小肠等十一个经络。第二、三两行强度原意为各频率血液压力波动的大小，以中医的名词来说就是各经络"气"的强弱："N"代表正常，"+"代表比正常强，"-"则代表比正常弱。第四、五两行相位代表"气"与"血"之间的转换是否正常，由此我们可以得到有关血的资讯。通常"血"的影响比"气"的影响来得慢：只要经络的血液压力波动有变动，在"气"的指标上马上就能看到变化；但"血"却必须在器官产生器质性的变化以后，才能看到变化。因此一般说来，"血"出现异常的病患，比起"气"异常者要来得严重。

另外从脉波诊断表上，还可得到器官是否缺血的资讯，这些指标包括第三、第五行（STD%）与出现在第二、四行（Flag）之前的"*"符号。后者是当标准差太大时，分析程序会自动加上的辅助标记。其根据的原理是在人体中若某一器官长期缺血，则说明其相对应经络的供血比较不稳定，在数学运算时标准差就会比较大。一般在脏的部分（前五条经络）标准差达到 3% 到 5%，或在腑（后六条经络）的部分标准差达到 8% 到 10%，就属于异常的情形。由于大标准差是器官长期缺氧所引起的，因此比起单纯的"气"异常者也来得严重。

取脉部位：三部九候

以脉诊仪研究脉波的结果进行诊治的时候，要注意，在手上拿脉，要跟手上的标准脉比，在脚上拿脉则要跟脚上的标准脉比。如前所述，头上以胆（第六谐波）为主，手以肺（第四谐波）为主，脚以肾（第二谐波）为主。所以古人说要摸胆当摸头上的脉，因为头上的振动以胆气为主。脚上摸太冲、冲阳穴都能摸到肾脉。若再细摸脚上的肝经，不但可摸到肾气，亦可摸到肝气。所以中医说三部九候的基本原理仍是谐波，重点是摸到的谐波的大小会因身上的位置而有所不同。谐波在身上有特定的分配，越低频的谐波，波长越长。仔细观察人体三焦部位，自心脏到脚是身上最长的一段，所以是第二共振频率；到手是次长，所以是第四共振频率；到头最短，为第六共振频率。这与乐器越长声音越低相似。

肝经在人体最内侧，沿着头颅内末脑下传，经过躯干内的肝才透出下身体表，经过柔软的下腹与大腿内侧，最后传到大脚趾。最早的生物只有肝经，逐渐发展之后才有肾、脾等往高频演化的经络，到人才开始有胆经、膀胱经、三焦经、小肠经，头脑才能长得这么大。

我们的人体结构在功能上是尽量避免反射以提高循环效率。前一章所述的回流圈及微血管之网状结构便是如此。因为回流圈是避免反射的枢纽，所以刺激它对循环的影响很大。中医书中所有的急救大穴——涌泉、劳宫、人中，都在这个位置。这类 A–V Shunt 集中的区域如手掌、脚掌、嘴唇等，容易散热，但不长毛发。

我们手上的循环是以肺经（中焦）为主。手上若摸不到脉，几乎便可判定心肺功能有问题。身上会痛通常都是由于缺氧，不通则痛，而痛也表示此时心肺功能还能支援患处，想要补救。但如已麻痹，则身体循环已将此部分放弃，反而不感觉痛了。

血流被共振谐波挤入各器官

血液自心脏泵出之后，由于碰到升主动脉和舒张压，故全部能量的98%转换成血管振动的势能。若依目前流行的流体力学理论来说，升主动脉只是让血流改变方向，那么此时的血流速度应该维持一样。但事实上，如前所述，血液在碰到升主动脉后，其动能只剩下 2%，且其中有 2/3 是往返振动的，仅 1/3 向前流。血液往返振动的动力来自血液受血管变大变小的挤压，血管变小时向前一些，血管变大时又吸回一点。器官亦如此。器官振动、血管变大时血吸进去，恢复时又把血挤出一些，也因为这往返振动的作用，血球才不会凝固。若依流体力学理论，血液应越流越慢，流进器官时这种很慢的流速，会使血球都凝结成血块，就像死猪肾脏中的污血一样。但活着的肾脏开刀时却看不见凝血，因为活的肾脏中血是活的，一直在动。

血靠压力传送，若能用放射性元素标示，我们就会看到血流进流出，但只有一小部分流进器官，大部分又都回流到了主动脉。如此下行快到终点的时候就很容易发生反射，形成回流圈状，再加上网状之微循环，从两边来的血压波就会相碰，能量随即消失。而多余的血液（能量）则再由 A–V Shunt 泄洪道处理掉。所以心脏泵出来的血是经过很久才到器官的，由心脏泵出来的血推前面的血，前面的血再推更前面的血，真正进到器官的血是在器官门口、受到共振压力一挤而进去的血。

脉诊（缺氧）指标与器官再生

脉诊仪是用来看脉的，那么拿掉一个肾的人或肾衰竭的人在脉象上能看到什么？肾脉还存在吗？第二谐波不见了吗？并不会。为什么？因为肾脉不只在肾器官，也在肾经，所以除非肾和肾经都没有了，肾脉才会全部消失。我们的下半肢都是肾脉，所以除非下肢全没了，肾脉才可能消失。其实即使下肢全没了，身体还是会做很特别的调整，肾脉会在其他的地方重现。所以断肢的病人，脉象有时会很奇怪。而做过透析的人或肾快坏死的人，肾脉一定会变差。但是，即使是在已经完全没有肾脏功能的情况下，如果能做一些补救使肾脉变好，虽然肾本身的功能已无法回复，但肾脉的其他功能（大小便、性功能）还是会改善。因为肾脉掌管的不只是肾脏功能，所有肚脐以下的器官都和肾经或肾脉有关。之前有人研究发现做过透析的病人练气功后大小便、性功能等均可改善，就是这个原因。

如有病人做尿潜血测试，发现尿中潜血或血中含氮过高，显示肾功能不好了，这代表什么意义？当肾功能剩下 1/3，是否表示健康的肾只剩 1/3 ？其实不是。这通常代表两个肾的功能总和只剩下了 1/6。检查肾功能指标显现肾功能失常的时候再来量脉，一定会发现肾脉坏透了，补救为时已晚。又例如，如果大脑功能真的死了，也不可能治得好。真正死了的细胞，即使循环改善了也不会活过来。然而细胞并非死了才会丧失功能，我们真正能治的正是这类没有了功能但细胞还没死的病。

如之前所述还有痛觉的时候，神经细胞因为缺氧，膜电位下降到 70毫伏特到 80 毫伏特，细胞过度活化，就会又痛又痒。如果膜电位再降下去则不痛也不痒了。此时细胞仍未死，但若让它继续缺氧，久而久之就真的死了。到了细胞死了之后，即使再把循环改善，也治不好了。只要细胞勉强活着，虽没有功能而处于缺氧态，但仍有救。例如透析病人的肾功能坏到非透析不可时（肾脏功能低于 1/6，约剩 1/8），大概还有 1/4 个肾处于缺氧态，此时若能把这 1/4 治好，好好保养，还可以不做透析。但若已做过多次透析——透析治疗时长已达半年以上，就会没救了。因为越做透析，血越不过去，肾就越萎缩。脑卒中亦同，脑部真正死掉的面积与缺氧面积可能差六七倍之多。又如心肌梗死，心脏缺乏功能的面积通常比真正死掉的大好几倍，此时若能减轻心脏的负担，循环就会再次通畅，心脏便可逐渐痊愈。所以我们是在治疗没有功能而处于缺氧状态的细胞。每当有一分细胞死亡，便表示大概有六七分细胞处在缺氧状态，让这六七分细胞休养生息，才有机会将它们救回。我们的心、肾再生能力差，但像肝这类器官如果好好保养的话，则都可再生。其他器官有些也像肝一样再生能力很强。

➣ 脉诊就是基础循环生理学

西医的专长是危机处理，所以中医想在危机处理上跟西医竞争，是不易成功的。中医的长处是在尚未明显发生重病之前的治疗。除了重病之外还有些什么病？在中国台湾，50 岁以上的人之中，有 1/3 的人尿高酸、1/4 的人血高压、1/5 的人血糖高，这些都是中医的病人。中医不需要去抢那些重症监护病房（ICU）的病人，中医要治的是高尿酸、高血压、高血糖、偏头痛、气喘、失眠、下背痛、上背痛等等疾病。你知道这些病人有多少吗？中国台湾的保健医药费一年花费达 800 亿新台币，民众在保健器材、健康仪器、运动器材方面，一年花费超过 1000 亿新台币。我们前述的这些理论、方法，真正发挥功能的地方便是在这超过 1000 亿的费用里。即使在那 800 亿之中也是占一些地位的。

如果把中药材的费用再算进去就更惊人了。中国台湾一年要用掉 200 亿新台币中药材，真正做成中药粉及医疗用的部分只有 30 亿，其他 170 亿大多是在餐馆或饮料中吃喝掉了。现在这个市场还是混混沌沌的，没有人清楚最正确的做法。例如曾有某公司把茶叶跟西洋参掺放在一起卖，懂得中医药的人知道了都会大笑：补气跟滋阴的药放在一起，究竟要补什么？其实我们去看中医的药，很多都是这样的。举个简单的例子，有一帖药把补肺跟泻肺的药材放在一起，等于没有治。

所以我怀疑古时候的成方很多都只是为了帮助背诵，目的是要让学习者记得各种归经药物，但不一定能直接抄来做治病之用，真的治病的时候一定要加减才行。如要正确而精准地治疗，就必须知道循环的基本原理，由脉诊知道相关循环状态该如何分析、追踪。

也许有人会说用核磁共振成像也看得到血液循环。一点都没错，不过做一次检查非常昂贵，而且不能细分穴道、经络。另外，用超声波所获也有限。那么，什么东西可以真正看到循环的状态？现有的仪器就只有脉诊仪。不过如果不懂基本规则的话，还是看不懂脉诊仪所提供的资讯。我们必须先了解循环的基本规则：血流到哪里去？不到哪里去？身上的运算规则如何？这些都是基础生理学，基础生理学没有学好，要往深处去就不是正道，一定要确确实实懂得血液如何在身上分配的道理。

咽喉与肛门为防守细菌的关卡

人类所谓的老化，多是由于循环逐渐衰败，让外邪进来了，然后人体就慢慢地失守，最后老化以致死亡。其实这个过程是很久的，每个人都要历经几十年。依照古书所写的理论，男性最健康的年纪是在十七八岁，女性是十六七岁，以后就开始不健康了。人体跟外界接触的主要通道有两个——咽喉跟肛门，这两者也是我们身体与外界接触的关卡。健康退化的时候，所有的小病大多是从这两个地方开始的。在我们成长的过程中，这两处一个是让我们"进货"的，一个是让我们"出货"的。但是在结构上经络要通过关卡的时候，十一条经络几乎都经过咽喉：内层是属于阴的，肝经、肾经甚至脾经都经过此处，胃经更明显；阳的则都在外层。十一条经几乎都经过咽喉这个地方，所以任何一条经出了问题，我们的防守线就会出现缺陷。再加上这个地方又是整天跟外界接触的，所以这时候外面的细菌就会进来。细菌住进来的时候，身体起先是会和它们打仗，打久了身体发现打不过它们，就只好认了，到最后身体就会跟这些细菌共生。所以每天早上起来痰很多，这是因为晚上睡觉的时候防御力下降的缘故。到了中午因为阳气盛，所以好像没事，但等到晚上开始睡觉时，细菌又出来了，我们又与细菌展开拉锯战。于是，情况慢慢地恶化，严重了就变成气喘。

气喘就是一些特定的细菌住在气管里。事实上，等到发生气喘就已经很严重了。为什么气喘容易致死？因为细菌已经进入气管甚至肺了，也就是我们的核心地带，等于敌人已经打到"总统府"了。所以气喘算是相当严重的病，患者死亡的速度比高血压还快。就中医理论来说，就是细菌已经攻到最里面，住到最里面了。

我们平常防守细菌的第一道防线在咽喉，所以嘴巴里面也有非常多的细菌。肛门也是如此，肛门与嘴巴对称，肛门也有很多条经络经过。肝脉、肾脉都经过肛门，所以很容易肛门瘙痒。为什么？因为任何一条经坏的时候血液循环就会有问题，细菌就会在那个地方住下去，而细菌住了就会导致发炎。再加上摩擦、便秘及大便太硬，就导致肛门破了、长疤，又破了、又长疤，几次之后，就生出内痔、外痔。但是要往里面走也不容易，因为里面又有关卡。总而言之，要找到咽喉、肛门都没有病的人很难。再健康的人这两处多少都有点问题，只是发炎程度的轻重不同而已。喉咙痰多痰少，是由我们的身体及所处环境造成的，我们没办法把所有外邪都从身上除去，差别只在于跟细菌共生的程度：正与邪的比例是7：3、8：2还是9：1，越高越健康。大部分的人是在5：5、6：4之间拉锯，气喘病人大概只有1：9了。咽喉随时都红肿、发炎的大概是3：7。正气跟邪气在拼，心脏用力在跳动，等到剩下0.5：9.5的时候，大概就已经进入病房了。

中医应发挥治疗慢性病的优势——气

病的过程不是一下子人开始跳到结局的，而是一个阶段一个阶段地推进，一点一点地变坏。我们在了解了循环的道理之后，一点点坏的循环特征都看得懂了，就容易治病了。简而言之，我们只要一直往好的方向推就好了，不要等到变成0.1：9.9的时候才来治，还认为自己很厉害（所以有人说名医医死的人最多，医死越多越有名）。为什么我们不在2：8的时候就把它推回来呢？在4：6时将之变成5：5不好吗？慢慢推回来，让身上的正气越来越强，即便是8：2的病人还是能治的。所以中医能看的病人应是全部病人的95%。中医不需要去找那1%已是0.5：9.5的病人，又辛苦又难治。整个东方医学的观念是，不要等到那个阶段才参与，在病人的正邪比为9：1的阶段就设法把他变成9.5：0.5，只剩下头上及头发上有一些细菌。我们之所以会长一些头皮屑、会瘙痒，也是细菌造成的，更不要说沙眼、脚气，这些都是细菌造成的。事实上细菌到处都在，我们随时在跟它角力以保持平衡，不同点只是看平衡在什么地方。我们越健康，身上的细菌就越少。就好比说世界上有很多小偷，到处都有小偷，但也许台湾地区的小偷的比例高一点，所以我们的病就重一点。我们都知道新加坡的治安很好，但新加坡还是有小偷，只是坏事跟好事的比例与其他国家不同。现在西医的做法是治病救命，所以他们有能力把一个快死的人拉回来。但重点是西医不太会医治那些慢性循环病，而中医会。所以中医应该要利用自己的优势，更要清楚地知道如何去处理这些慢性病。

痤疮（俗称"青春痘"）容不容易治？痤疮其实也是脸上循环不好，是细菌在脸上繁殖、发炎所致。老年人脸上出现的老年色素沉着，也是体循环不好。所以病毒可以活得比你好，能不断繁殖、增生。痤疮其实很好治，只是西医除了用抗生素跟换肤，并没有什么好办法。但换肤如果不能改善循环，只是把细菌烧死，那么新皮肤长出来后，过不久就又会恢复原状。我们有了这个以循环为主的概念之后再来看疾病，眼界会完全不同。千万不要等到心肺快衰竭了才去救。健康变坏的每一个过程我们都看得见，在任何时间都可以补救，为什么一定要等到生死一线的时候才去治？救人于垂死之际不是我们的专长。所谓东方的传统医学，包括中医、韩医，真正的功力都相同，基础都是建立在"气"——也就是循环——之上。所以一定要把循环的理论弄懂，其他都会变得很简单。

循环不稳："风"为百病之源

中医名词中的一些物理性的因素，如"风"，也可以用循环来定义。中医所说的"风"是什么？通常中医古书上的一些叙述是文学性的定义，而我们脉诊所看到的"风"是操作性定义，是科学上可以定义的"风"。我们无法知道古书上的"风"的确切意义，但就其含义来判断，"风"应是指循环的不稳定性，在脉诊上看起来就是能量的不稳定。因为微循环开口变多，造成标准差变大。组织局部缺氧到某一个程度的时候，小动脉末梢的开口会大量打开，这时候循环的稳定度就没有了，这就是人们所说的"风"。

中医的"风"为什么会演化成别的症状？就像我们所讲的中风其实是脑出血，因为脑部在严重缺氧之下，会把到局部微循环的开口都打开，平常真正打开的开口应该只有百分之二，但若是一直缺氧就会刺激开口打开到百分之十以上，那时候脑部血压的稳定度就没有了，所以就容易中风。

血压不稳为什么会造成脑出血？因为不稳是缺氧，缺氧就会刺激心脏，心脏就会加压，以向缺氧部位提供更高的血压。然而，缺氧部位的血管已经比较脆了，所以一加压就容易破。从"风"到"中风"，其实就是脑出血的过程。古人只是观察到"风"跟脑出血有关，却不知道中间的来龙去脉。但我们现在从研究循环的过程中，就能够逐步理解。如果晓得这些过程中发生的机制，要在中途插手治疗，阻止其恶化，就会比较容易。

病毒感冒（伤寒）与细菌流行（温病学）

就像刚才所说的，只有我们知道一个病人身上是如何从九分正气、一分邪气变成一分正气、九分邪气的，我们才有能力把他往回拉。光说"气"的定义，只是在背古文，我们必须知道它的深层意义，以及最基本的生理学。

有病一定是正气先衰，正气先衰邪气才会起来。所谓邪气事实上就是病毒跟细菌。张仲景的《伤寒论》已经很清楚地告诉我们那就是流行性感冒，几乎所有的方子都是在治流行性感冒，整个《伤寒论》几乎就是流行性感冒论。《温病条辨》所讨论的就比较像细菌感染和流行病。所以假如我们把中国古籍拿出来看，会发现中医真正处理的问题正是病毒跟细菌的感染，这是人类的两大天敌，我们一直跟它们共存在这世界上。最重要的是我们要知道自己的循环是什么样的状况。当循环良好的时候，病毒、细菌打不过你，它只能留在你的咽喉、耳垢、头皮上，这表示你还打得过它，它还没办法攻进来。只要你知道循环是怎么回事，就知道细菌下一步会攻哪里，我们要从哪里去打它。我们的身体就好像一个军事要塞，要塞里的兵力分布在哪里，我们自己要知道。每一条经络都是运兵的路线。

外伤影响循环

所谓风、寒，最怕的就是外伤来帮助它入侵。外伤打坏了穴道、经络，就会使运兵的路线受损，甚至不能运作。但是外伤打伤的穴道并不是每个人都一样，所以要找一种成方来治疗由外伤引起的病，恐怕会找不到。因而长期治不好的病，大多是外伤。外伤有很多种，其中小时候摔伤、脊椎骨歪掉这一类问题最难治。这一类病的每一个个案也都不一样，所以想从古书上找出它的治则是不可能的。唯一的办法就是把循环理论弄清楚，那么无论病在哪里都能治。

本来如果只是受伤，身体的症状表现得也不会那么严重。但在身体受了伤以后，细菌、病毒趁虚活动，伤情恶化就随之加重了。光是循环不好，还有机会改善，但是，自然界不容许你有这样的机会。就像动物一死，甚至只是病重，秃鹰、豺狼马上就会将它叼走。我们只要身体抵抗力一差，细菌马上就会进来。细菌到处都是，随时在等着，只是我们一直防着，不给它机会，但你只要一松懈，它就进来了。你只要晚上暴饮暴食一下，第二天早上咽喉马上就会不舒服；风一吹，手冷一下，立马就会打喷嚏。可是从西医的外因理由看不出道理——手冷了，应该先长冻疮，而不应该是先打喷嚏呀？但是事实却是先打喷嚏，为什么？因为手一冷，肺经的循环变差，我们的"部队"就变少了，而细菌本来就住在这里，不是由外面全新感染的，所以只要经络的血液循环一少，它们马上就会知道，几秒钟就能做出反应了。我们的防御部队一旦瓦解，细菌就会立刻出击。所以事实上，我们一直处于这种平衡的状态，我们打不过去，它们也攻不过来。人跟细菌也是一样的，打仗的过程是很久的，外行的人只会看到人一下就死掉了，但内行的人却能看到中间的每一个进程。好比真正的大政治家是要在中间扭转局势的，一个好的医生也是如此，不要等到人将死了才来补救。要在出现劣势变化时，在身体还没真正垮掉时扭转情势，这个时候还有机会。但是这就需要我们懂得这其中的每一个过程，才能拥有这样的机会。如果这些都不懂的话，最大的本领就是医死人。我们不让血液循环恶化，癌症就不会产生。一旦发生了癌症，那么西医的"γ刀"等手段会比较有效，但这就不是中医的专长了。

循环不良的警告：痰与发炎

"风"也会化为痰。在传统的书籍上，痰是没有所谓良性的。良性的痰会在身体的新陈代谢中自然消化。就像眼泪，如果没有特别去刺激的话，我们分泌出来的眼泪会从泪道排掉。虽然我们的嘴里永远有口水、鼻子里永远有鼻涕，但是我们排出来的跟代谢掉的一定成比例。所以所谓痰，根本没有良性的。生病的时候，有痰的比较严重还是没痰的比较严重？这就好像说生病时便秘跟泻肚子哪一个比较严重。痰会出来，表示循环是坏的，但是还没坏到没有。所以可以说咳嗽咳到干咳比有痰更不好。等到变为干咳时，血液循环就几乎没有了，细菌已经战胜了你。有痰就表示基本的气血还维持得住。

干咳比有痰更糟。有痰是因为身体一些基本的免疫能力还能维持在某个程度，所以痰才出得来。好比说发炎、化脓还不是最严重的状况，比较严重的是下陷而不化脓的发炎。至于最严重的状态，则是整个身体都被细菌占住而没有抵抗力了。身体都没有反应了，看起来跟健康状态很像，事实上是已经没有抵抗力了。就像许多杀人犯满街跑，但我们都还不知道，因为警察已经没有能力追捕他们了，甚至不知道他们的存在。大家还以为天下太平，其实是因为反馈系统不好，"警察"已经失去了功能。这道理是完全一样的。当有外邪侵入，我们身体中的抵抗力还晓得去对抗，那还不是最危险的；最危险的是我们一点都不知道外邪侵入了。一旦循环不好了，就会产生"风"，循环便不稳定，下一步就是外邪入侵，就生痰了。如果痰清了，有两种可能情况，好的情况是循环好了、外邪走了，坏的则是外邪战胜身体、循环坏了。

用谐波读懂《伤寒论》

我们真正要了解的是血液在身上是如何分配的。如果知道这个重点，就能知道宗气、营气、卫气等在身上的作用是什么。血能顺利到达的地方，宗气、营气、卫气等这些东西都在，自然就不会生病。生病是因为有一个地方血液到不了，故疾病就从那里发生。另外一个因素是外邪入侵。细菌、病毒从外面侵入，而且大多是从前面所提到的那两处：上口（咽喉）跟下口（肛门）。细菌和病毒侵入以后，便是《伤寒论》所讲的"太阳受之"。我们在做脉诊的时候也看得到这个现象，而且首先就会看到这个脉。刚开始大家都看不懂，后来发现每个感冒的人都是这个脉有问题，病毒一进来就先进入足太阳膀胱经，然后严重的就会到手太阴肺经，等感冒变得比较轻的时候，膀胱经先好，肺经也会慢慢变好。假如看脉的话，因为肺是第四谐波，膀胱经是第七谐波，所以在第四、第七谐波的能量上都会看到很多正的符号。这种脉不只限于感冒，像甲状腺功能亢进症、乙型肝炎也是，所有的病毒进来后几乎都是这种脉象。我们怀疑甲状腺功能亢进症也是病毒造成的，从脉象上可以看得出来。这种脉有什么特性呢？第三、六、九谐波的能量一定都是负的，第四、第七谐波为正，这是我们所确定的脉的第一型。

我们发现这个现象之后，与《伤寒论》一对照，《伤寒论》也说太阳经受之，严重的时候走太阴。再去看那药方，果然是那种病情发生时最好的药方。第三、第六、第九谐波其实就是我们的抵抗力，是脾经、胆经跟三焦经，也就是抵抗力的来源。所以当我们的脾经衰弱的时候，抵抗力就比较差。换句话说，看到第三、第六、第九谐波是负的，就代表抵抗力没有了，剩下的能量都放在第四、第七谐波。第四谐波是中焦，手也属中焦，所以能量留在中焦的膀胱经，代表留在心肺及重要的内脏中。我们的血液循环通通调回来防守心肺了，人体的抵抗力则被病毒压制得非常厉害。我们要去偷袭敌人，得先把敌人的导弹基地毁掉，先把敌人的雷达系统炸掉。从人类演化开始，我们就一直在和病毒作战，打到现在，病毒当然知道如何对付我们。所以它们第一个动作就是把人的抵抗力降低，也就是压制第三、第六、第九谐波。

如果懂得这个道理，整本《伤寒论》的核心思想就都能懂了。在不同的病程时，会看到不同的脉：起先第三、第六、第九谐波能量有一点负，但是第七谐波的能量很正；过一会儿，第三、第六、第九谐波能量变负，但是第四、第七谐波的能量都变正了，这时候病最重。感觉到生病并不是在病症发生之初，第七谐波能量在开始正时还没什么症状，不过我们知道可能要感冒了。两三天之后病情就会开始发作，第五到第七天最严重。之后逐渐变好，第四谐波正能量开始退，第七谐波正能量也开始退，第三、第六、第九谐波能量则开始转正，而"正气"回来病也就好了。整个过程大约是两个星期，假如你发病时间比这个长，表示抵抗力比较弱。

通常第三、第六、第九谐波开始为负就代表抵抗力没有了，这时候身上所有的细菌都会出来造反。如果原来头上有点癣，此时就会变得满头都是；原来喉咙不好，此时会发炎。这些并不是病毒直接所导致的，而是它把你的抵抗力压下去以后才造成的。下次可以留意一下，你自己感冒时的痰经常是一样的，可是你的痰跟另外一个人的痰却不一样，因为你身上的细菌跟别人身上的细菌不一样，患病时所产生的一些症状就是自己身上的细菌所造成的。有人感冒好了还咳嗽咳了四个星期，这不是感冒的问题，这是因为身上的"流氓""土匪"太多，平常没有好好保养身体，没有把它们都赶走。假如好好保养，身上正气是九分、邪气只有一分，那么顶多头皮痒，绝对不会又感冒又咳嗽的。身体不好的人甚至可能严重到气喘。气喘其实并不是从病毒来的，而是你身上的细菌导致的，因为你的身体抵抗力降低所以细菌发作了。被病毒感染时，因抵抗力变差，当然也容易受到体外其他病原感染，尤其是几种病原在一起传染的感冒，那就会是最严重的感冒了。

外邪传布顺序：循经与越经

从颈内中轴上到头部于体内传导的肝经（第一谐波），以及从胸口上来到耳朵的肾经（二），通常不会被感染。比较易受感染的是三焦经（九）及小肠经（十），因为这两者在能量分配上比较少。所以平常如果咽喉发炎的话，通常会先发作在小肠经，会先痛两侧，再来便是三焦经。此外，因为负责声带供血任务的主要是大肠经，所以等到大肠经（八）感染时，声带就会受影响，就不容易发出声音。假如到了膀胱经（七），这类发炎就比较严重了，这时候细菌就会往身体躯干内部（低频）走，这时咽喉都守不住了，越到里面病情就越重。

脉诊谐波的顺序就是能量的大小：最多的能量在肝经，越到后面分配到的能量越少。能量越少，血的分配也就越少，意即部队越少，所以敌人要来攻打的时候就会从这些地方下手。我们身体中任何地方的防守一弱，细菌都会攻过来。细菌寄生在体内，我们治病时则是从外面"猜"。不过，猜也有猜的原则。正常人一般是小肠经（十）最弱（不过要注意每个人不一样，如果每个人都一样的话就不需要医生了，写一个电脑程序就可以看所有的病）。还有，疾病发生的过程通常是先循经传而后才越经传的。循经传还是在线性的范围内——因为一条经络的血液循环被伤害了，所以所有的病都在这条经上。一条经络是同一个共振频率。

我们的小肠经是第十谐波，由于能量不够，所以这条经最容易出问题。就像中医书上所说的小指头酸痛、耳朵不适、面上长斑等，这些多是小肠经气血不通造成的。这些是生理症状，若小肠经循环不好，细菌就容易进驻。如果小肠经上没有血，就等于没有防守，敌人就会长驱直入。但是细菌想进入旁边的经络并不容易，因为旁边三焦经还很强，部队又多，细菌是打不进去的，它们只好躲在小肠经不出来。不过还是会在那儿找机会，看胆经等其他经络有没有问题。这时候任何一个经络如果能量不足，疾病就会越经传。

《内经》《伤寒论》是从相生相克来说的，但也可以从能量的互换来说明，以互换的原则来看就可以越经传。不过这也是在一般状态下，通常小肠经（十）不好，胃经（五）也会不好，因为两者为相生关系，这是有一定的规则的。只是每一个病人病情的程度不一样，因为有先天体质的影响。譬如说一个人天生就肾虚，别人的病是从小肠经经过胃经的路线传入，他则从小肠经一下子传到肾经去了。如果是肺先天虚，能量只有别人的15%~20%，那么病就会从小肠经跳到肺经去（四）。这就是困难的地方。书上告诉我们的是基本的治则，但是真正碰到病人的时候大多不是这样，没有一个百分之百标准的例子。当然这些原则还是要参考，配合观察病人的特性，看他到底是哪里虚。所以，观察一个病人需要一段时间，看得越久越清楚。如果病人病得很重时才来看，只看他一次，就不容易明白他是如何沦落到现在这个状态的。假如有他生病之前的资料，在治疗时就比较容易下手，因为久病不容易推测其基本体质，短时间内也不易了解病程之转变。

由脚开始的经络都比较重要，分布也比较广，所以古书上会尽量提到。这并不是说手上的经不重要，只是从症状上来看也是足的部分比较严重。由脚开始的经络譬如膀胱经、胆经、脾经，都是比较大的经络，小肠经相对小很多，所以到膀胱经、胆经的病几乎都已经是大病。以太阴病来说，脾的病通常会导致肺的病，肺的病则会造成全身缺氧，进而引起因解毒负担过重导致的肝病等。

循环管控与脉诊原理

看诊主要用仪器，没有仪器帮助的话是很难达到精确的程度的。当然我们还是可以做比较粗浅的评估，只是，已经有了精密的仪器，又何必去猜测呢？脉诊仪能将各种内脏的共振频率都分析出来，把心脏当作基础频率，在数学上分析其他频率是它的基础频率的一倍、两倍等，也就是它的谐波。第一谐波是我们的心脏打出来的基本频率，第二谐波为基本频率的两倍，第三谐波为基本频率的三倍。越是高等的动物，谐波数就越多，一倍、两倍、三倍等一直增加，越低等的动物则越少。在演化的过程中，高倍频的谐波随着演化的进程而不断被演化出来，这是因为血的分配越来越精细，所以频率也就越来越多，器官也就越来越复杂。

了解脉诊不等于了解全面复杂的循环管控

我们脑部控制循环的神经节大概有上千个（已知的脑部控制心脏及循环的神经节），心脏大概也有三四十个已经知道的神经节（心脏自行控制的神经节），这些结构类似计算机的中央处理器（CPU）。心脏打一个波，是要打高一点还是打低一点，就是由这些 CPU 控制。稍微调整一下波的形状，其结果的变化都很大。事实上我们所量到的脉波，并不是心脏直接打出的波形，而是心脏的输出，加上血管、器官共振的结果。在我们的身体里面，心脏、血管跟器官都保持着平衡，从而让身体能够有效率地运输能量。这是一个非常复杂的系统，我们到现在也还没有完全了解。但是我们对脉诊分析已有相当程度的把握。部分原因是古书已经对脉有非常多的说明及叙述，再加上我们看过了上万个病人。但是至于脉象是怎么产生的，我只能说，我们是知其然而不知其所以然。事实上我们也还不知道大脑到底是怎么控制心脏和血压的，也不知道心脏在细节上是怎么控制的。我们的了解很有限，但是我们已经大略知道当这样的脉象出现时，身上到底发生了什么事。至于这个脉象究竟是怎么发生的，则是另外的更深一层的研究。

就像对中药的研究，我们一直在做，我们可以知道哪种中药会产生什么作用，像归经的特性等。但是为什么会有这样的作用，我们还不明白。只是既然知道中药会产生什么作用，在用药上已经绰绰有余，我们就已经可以达到用药的效果，即使我们还不知道这个药到底作用在什么部位、接受体在哪里。同样的，我也不知道循环到底是怎么控制的，我只知道这复杂得不得了。我们每一条血管上面都有平滑肌，平滑肌是完全可以接受到大脑中交感神经、副交感神经的指令来控制弹性的。器官里面也有平滑肌，然后每一段血管上面也有，并且在大脑里面都有对应的反射区，所以我们的大脑事实上能控制身上每一段血管（大概除了对颈动脉的控制差了点）。我们的大脑对每个地方、每个器官都有控制能力，甚至能控制局部要不要把开口打开，所以这个控制的机制就显得非常复杂。生理上到底经过哪一个神经节、哪一种神经传导物，我们也都还一无所知。

总体经济（中医脉诊）与分项经济（分系统循环管控）

所以有人打一个比方说，中医对循环理论的了解有点像总体经济学，只要控制货币供应量、控制双率（利率及汇率），就可以把经济管理得很好，那些细微的东西自己本来就在运作。同理，要了解身体，不见得要先知道每一个接受体、每一个神经节的作用，还是可以从总体状况来掌控的。现在国家经济的控制也都是从总体经济的层面来管理，不可能用个体经济来控制。任何一个国家都一样。作为一名中医师，所采用的手法事实上也是总体经济，我们只需了解血液循环和心脏健不健康，每条经络健不健康，血有没有送到每条经络去，只要知道这些，所有与循环相关的病就都会治了。更何况还有工具可以帮助你。根据经络的原则，我们可以用物理治疗的方式，像是针灸、刮痧、按摩、捶打、拔罐、推拿等，也可以用中药材，以中药材的药性去改进每一条经络的循环。

总体经济学只管电子、化工、机械、纺织、房地产等产业发展是否平衡，不平衡的地方，就多拨一些预算，其他细节则由各个行业自行管理。我们的十二经络就好像工商业的十二大行业一样。我们是这样来看问题的：心脏够不够强，好比政府的收支状况好不好，总支出够不够，总输出不够的话，身上会依一定的顺序调配，第一个放弃的一定是胃跟小肠经的血液循环。这就是为什么老人患心脏病的表现总是胃痛。事实上这种胃痛都是虚的，像是老人缺血性的胃病，表现为胃壁吸收面积减少、胃酸不够，而最根本的几乎都是因为心输出不够。这是自然调控的顺序，是一个很聪明的设计。小肠经跟胃经被放弃的同时，食欲会下降，这是因为身体希望达到减肥的效果。而在变瘦的过程里，就补偿了心脏输出的不足。所以有七八成的心脏病患者，变瘦了以后病就好了一大半。本来心脏输出不足，所以你少吃一点，让体重下降，负担就不会这么重了。

五脏管生存，六腑司欲望

五脏大部分是主管身体的必要功能，六腑则与我们的欲望有关。为什么六腑与欲望有关？从演化过程就可以了解。五脏主要满足人体基本生存功能，例如肝是解毒，肾是排尿等等；六腑却同时与欲望有关。我们脑的开发都是在演化后期进行的，从胃经（第五谐波）开始，血才开始流到脑部，所以供应到头上的血都是从胃经开始的。胃、胆、膀胱、大肠、三焦、小肠中的血，通通都到头上来。所以在演化过程里，凡是大脑在控制的，例如我们大脑情绪的开发、欲望的开发，都与六腑有关。心，也就是高频的部分，这些是后来才开发的。

因为经络在头骨外面，所以我们可以推论，再往头骨里面去，其相应的部位可能就是经络在大脑上的分布，但是我们不能够确定往里面是怎么走的。演化的过程中，最低等的动物只有末脑，然后慢慢出现中脑、间脑、大脑。末脑部分的共振频率主要是肝，因为末脑是最早长出来的脑（在那个层次的生物只有一个谐波——肝经），等到中脑出现，就跟肾经、脾经有关。我们现在所说的大脑那些精细的功能，如情志、欲望等，都是等到脑的阶段才有的，也就是到了很高等的动物才有的。到牛的程度都还是笨笨的，所以牛不会拐弯抹角地去想东西，因为它的大脑不够发达。这也符合我们研究的发现：判断人真的死亡的终极指标是肝经，亦即脑死亡的顺序是胆经先死，但是要完全死亡的话，末脑也要死，那就是肝经死了。

"子午流注"可能是微循环现象？

中医的气血循环、十二经络都有一个随时辰改变的变化，然而谐波在一天二十四小时的变化又是如何？我们可以用中医所说的"子午流注"来解释，当然只能就我们目前所了解的来说明，这些目前并没有定论。我们量过二十四小时中人体脉搏的变化，但是没有看到子午流注。换句话说，书上说凌晨三点到五点是肺经，但我在半夜对一个学生进行测量时，并没有看到三点到五点的时候第四谐波有上升的现象。

因此我们现在对这个理论的认知，是认为它可能是在微循环的部分进行调控的。也就是说，早上的时候可能是肺经的开口开得比较大，所以去肺的循环自然增加，也就是说平常的时候大概只开两个百分点的微血管，可是轮到肺经的时候，可能就会开四个百分点了，进去的血自然就增加了。这种调控本来就可分为两个方面，一个是提供的能量很多，也就是送进来的"气"多，另外一个是局部的开口数量变多。目前我们对子午流注的解释倾向于后者，指的应该是微循环。只是我们现在对微循环的研究的技术还没开发到那种程度，很难实证。假如真的是脉这边的现象，我们老早就会看到，十几年前就做过检测了，但是一直到现在我们都没有看到这种现象。那个时候只看到了饿肚子时跟吃饱时脉的变化，从脉象上没有发现子午流注的现象。所以子午流注应该不是从脉来的，这点我们很有把握。不过，我们也没有证据证明子午流注不存在，只知道它不是从脉来的，相信应该是从微循环那边来的。

针灸与调气

针灸分为针与灸，此外还有针上灸。针就是直接下针，而灸是以艾草闷烧来加热。针上灸跟直接灸其实并无不同。在足三里直接灸，对全身的循环都有影响，但是对足三里以下到脚部的血液循环，则与针刚好相反。在灸某穴道的同时去量身上的循环，跟针某穴道时去量的脉都一样，但是量足三里以下的循环，是灸的话循环会增加，是针的话则循环会减少，所谓十针九泻。不过，虽然灸增加了穴道以下的血量，但是对整个身体来说还是太少，而且还只能影响一只脚的血。所以就治病的立场而言，针跟灸的结果并无差异。

但若是阿是穴的话就有差别。如果选用阿是穴，大部分情况下用灸会比用针好。假如要用针，一定要用提插等补的手法。十针九泻，一定要记住，针下去对那个穴道跟其下面（远心端）的穴道都是泻的，古书上早有记载。针灸的目的，有点像我们在弹吉他之前的调弦、修正乐器的走音。本来每一条经络都有自己的共振频率，心脏打一个波，每一个内脏及其经络便有一个共振频率。经络不对了，频率跑掉，就像乐器走音，因此必须调回来。针灸就像调音，而针上灸可以把热直接由金属针传到组织较深的部位。所以如果穴道较深，针上灸会有一些好处，但也有因为下针而泻的坏处。

用艾草熏基本有两个作用，一个是艾草点火，药气会出来，另外一个是它的热。事实上所谓"周林气功机"，就是模拟艾草，艾草熏的波长是比较偏向远红外线的。周林气功机是最早发明的本类仪器，后来日本人的远红外线仪器都是抄袭。远红外线跟灸的主要目的，都是加热。事实上比较接近水的吸收光谱，在1100纳米以上。这一波长不接近血红素的吸收光谱，血红素的吸收光谱大概是800纳米，所以用1100纳米以上的波长就比较容易做到深部加热。灸比一般的加热有效，红色光（700纳米到800纳米）不太容易进到身体内层去，因为它较为接近红细胞的吸收光谱，所以在表面碰到红细胞时就被吸收掉了，无法再往里头一点加热。而到了1100纳米以上，水的吸收也很少，故此种波长之红外线就更能深部加热。有时穴道比较深的，用热敷的效果就比较慢，因为只应用了传导及对流；而用红外线加热效果就比较好，因为是以辐射来传热，可以透过皮肤及肌肉，直接向更深层加热。一般来说，红外线波长不同，其加热效果就不一样。所以事实上周林气功机有特定的结构、特定的波长，日本人在这个研究上花了很多钱。

另外古书上说要"灸"足三里，这与"针"有何不同？前面提过，就效果来说，灸和针没有什么大不同，（我们人的细胞膜是脂肪做的，和猪油很像，一加热就会融化，融化就会软，软后共振就会变）。实际上，下针之后，是下针处离心远的地方血变少，而其他的地方血变多。灸是其他地方与针的结果一样，血会变多，但灸的地方以下，血循环会变大而非变小。所以不管是针还是灸，都是如同把这个穴道捏住，而改变其振动的方式。

内脏是把经络耦合起来，穴道则是小耦合共振腔。所以针灸足三里后，第三、第六、第九谐波能量会增加，因此国外说用功能性磁共振成像看到了针足三里使头上血流增加的现象，这其实没什么好惊讶的。我们由第六谐波的能量增加就已经知道了，不需要用价值几千万新台币的功能性磁共振成像仪器来证明。

脉诊指标、中药与安慰剂的运用

≈ 如何判断脉诊

气分病：经络的能量不平衡—以伤寒为例

在脉诊结果（表3.2）上看到的第二行是全身的能量分布状态，有强有弱，以正负号标记强度。开始正的时候就是有感染，也就是有外感，如细菌感染、病毒感染之类的。如前所述，通常病毒造成的感染（伤寒）一开始一定是第三、第六、第九谐波为负，第四、第七谐波为正，这就是免疫力被压下去（三、六、九皆变负）并使心肺产生虚火（四、七变正），然后"部队"都被调去保护心肺的时候。通常我们被攻击成这样的时候，身上的"宵小分子"就会开始猖狂，我们的防御力会被破坏，本来住在咽喉里的细菌，就会通通跑出来——若原来肠子里有细菌，此时就会拉肚子，若原来气管有细菌，此时就开始气喘了。

表 3.2　一位 41 岁女性患者的左右手脉诊仪输出指标，此人因气虚及左肩膀受伤而患有妇科病多年。

Patient ID:			Age: 41	
Record NO:				
Date: 96 / 05 / 01				
Time: 15：29：28				
Gender: Female				
Hand: Left				
Measure: new				
NO.	Intensity Flag	STD%	Phase Flag	STD%
0	N	1%	N	0%
1	++	1%	N	1%
2	N	1%	−	2%
3	----	2%	N	3%
4	++++	1%	N	3%
5*	---	3%	N	4%
6	--	4%	N	5%
7	N	5%	N	5%
8	−	8%	--	6%
9	----	8%	N	8%
10	++++	11%	N	9%

　　所有这些病都是因为抵抗力没有了，才会跑出来的。这也是新细菌传播的最佳时机。如果再加上多种细菌感染就是雪上加霜了。观察能量的分配时要注意哪些地方多了，哪些地方少了，多了的地方大部分都是感染。另外一个要考虑的就是虚火。例如肺很虚，肝火就会起来，严重的话，低血压也会上来。那时候看起来也是肝火，但其实是肺虚的肝火。如前述的伤寒，其实是免疫力被压抑后呈现的心肺虚火。

血分病：经络器官的组织已发生病变

至于表 3.2 中的第二行，这个部分比较难解释。而第四行的血分（Phase）指标则是我们脉诊分析中很独到的发现。中医所讲的气与血，一个是能量（如前述），一个是组织结构，结构就是血分。血分是什么意思？血分就是指组织变形了——譬如说肝肿起来，或是肝硬化、肝纤维化，这个时候虽然心脏的能量送得进来，但是振动频率不能配合，血还是进不来。通常这是病的后期了。

所以总是气分在前，然后才变成血分。到了血分的时候，病就变重了，也就是结构已经变形了。虽然共振的能量送得过来，但组织的吸收却不好，因为两者的频率不对，所以就变成所谓结构的病。这个论点中医古籍就曾记载。《内经》及其他经典都有"气行血"的说法，而且大概都是对的。所谓"气行血"，气病久了血也就病了。要判断气分病和血分病，看《内经》就够了。

缺氧指标：微循环的开口程度

所谓的缺氧指标，跟真正的缺氧状态很接近，但是又不完全一样。怎么说呢？缺氧指标的比例越大，就表示小动脉的开口开得越多。但开太多的话，脉就会不稳定。小动脉之所以开很多开口，是因为组织缺氧。所以我们从这个指标就可以看出组织缺氧。

所谓血分的缺氧是什么？通常气分的缺氧变化会比较大。一个病一定是先从气分的缺氧开始，然后正的指标就会不稳定。我们身上的血液循环如果不够（缺氧），身体自己会做出补偿。补偿的第一步就是先把微循环的开口开大一点，如果一直开大还不够，就会加强心脏的振动，以增加能量。但是加强以后还是不够，组织就开始变形了，可能水肿，进而变硬。这时候就可以在结构血分上看到，等过了一长段时间，结构就坏了，甚至死了或纤维化。

所以病程是分阶段的，我们要学会看脉的各个进程。通常病最好治的阶段是在缺氧指标很大、血分还没坏的时候。不管在哪个阶段，我们第一个要注意的就是缺氧指标很大的经络，那是治疗的第一个着手点。这个时候最好治，因为身上的补偿作用还很强，只要想办法把能量送过去即可。缺氧指标很大的经络的口都开得很大，而它后面的功能都还在，器官也没死没坏，所以只要血一送过去，能量一供应，它就能恢复了。假如再晚一点，就算送能量去，它也吸收不到了。组织若已出问题，开口也开不了了。此时如要治疗，用普通的药已不够。同时，如果开口开了一大堆都还拿不到血，再过一段时期，组织就会死掉，这时候感觉上也不再需要开那么多口了。这好比天灾初期，灾民会强烈要求政府多拨款，等到过了一阵子，好像没人来要钱了，但这并不是问题已解决了，而可能是灾民都死了，政府再拨款过去也没人取用。钱的功能已经没有了。

以我们的肾脏为例，刚开始的时候身体会自动补偿，把微循环开口开得很大，希望身体能多送点血来。结果血还是没有送来，于是组织就开始水肿，进而坏死。然后组织的自然频率就开始异常，异常以后，血更不容易送进去，而身体也会开始接受这个事实。就像政府施政，政府虽然表现不佳，民众生活过得很差，但还是得接受这个事实过日子，因为没办法改变了。所以这时候血分的表现就跑出来了，组织就坏了。到这种程度才要来治，通常比较困难，因为这时候器官的大部分组织已经在半死不活的状态了，再严重就真的会死掉了。

只要一看到肾的血分指标有负，就表示这个人的肾功能已经有点问题了，而在结构的部分有了病变，通常会很麻烦。其实肝、肾的血分有问题的话，病通常不轻。脾就还好，因为脾跟全身的循环有关，如果身上有些地方的循环堵塞了，也会影响到脾，但不一定真的是脾脏本身出了毛病。如果血分有正，也很麻烦，因为结构坏了，共振频率也变了。这类发病的情况会有两种：一种是硬化，一种是软化、纤维化。硬化则组织会比较硬，纤维化以后则组织可能会变得比较软。因此血分指标不论正负都不好。

气分的缺氧指标代表能量的供应，小动脉微循环的开口开得很多，血分的缺氧指标就有一点点不同。如果是人体组织结构上的不稳定，当然可能跟开口有关，但是也可能跟开口无关。西医大部分都谈结构，很少说能量，气分是东方特有的东西，所以很多人称东方医学为能量医学，就是这个原因。

由缺氧指标看病程

有时候，能量很正、缺氧指标大的，跟能量负、缺氧指标也大的，两者的意义不一样。通常能量很正、缺氧指标又很大的最好治，这个时候心脏还在反应，身上微循环又开了很多口，送更多的能量过去能够被吸收。这如同政府在拨钱，地方也在有效地工作。所以这时候只要治疗对了，或是从外面帮个忙，很快就能痊愈。能量不正、缺氧指标高的情况，其实也不难治，只要缺氧指标还很大，就代表身体有正确反应。一如灾民在要钱，只是政府还没拨款，这种情况通常发生在心脏有反应，但是管道出了问题的时候。好比政府赈灾的钱被官员在中间贪掉了，所以这时候就要在经络上疏通管道，倒也还不难治。换句话说，只要气分的缺氧指标高，病都还不算太坏。治这种病人是最讨好的，只要捶捶捏捏就好了。假如一个病人说他头很痛，那就是表现的好机会，通常会痛的，缺氧指数都高。等到麻了、木了，缺氧指数就不高了，因为没有反应了，然后结构就会开始出问题，病就难治了。从这个指标来看病程的变化，就会非常清楚。

缺氧指标在一个健康的人身上，起码都要在 5% 以下，越低越好。像肝、肾通常都是零，到高频才会稍微大一点点，低频的都应该在 5% 以下。高频一定多少会有一点，所以以最严格的标准来看，没有人是一点问题都没有、完全健康的。就算找来标准的一百位年轻男女，也是有的人问题多一点、有的人问题少一点。标准值是经过统计的。

如何观察疾病的演变

判断疾病的另一个重要观念，是要知道哪里最严重。最严重的部位可能也是最早发病的部位，所以治疗的时候要找 到源头，不能只治缺氧指标高的地方。我们通常看到阿是穴都是缺氧指标很高的地方，但那不一定是病源。判读脉诊是最难的，接下来就是怎么配合判读的结果做处理。

一开始一定要明白前段所说的内容，这样才能把握疾病的演变的情况。像气喘，除了细菌感染之外，也跟肺经、肾经的循环有关系，看完脉诊以后，要判断病从哪里来——可能是感冒来的，可能是受伤来的，受伤的话要知道是从头部受伤来的还是从胸部受伤来的，或是从肩部受伤来的。假如只有一个细菌感染的原因，西医就可以处理了，因为西医擅长单一原因的研究；但是比较复杂的成因就困难了，非得看懂脉的变化，才有能力治。因此要会看脉诊，并且要懂得归经的逻辑——也就是血分配的原则，进而还要了解病情之演变。观察第零谐波能得知心脏泵出血液的能力，而第零谐波就是随时间打出来的压力波的总面积，是心脏输出的总量（压力波对时间的积分值）。平常我们称这个为"心火"，当作心包经。这个标准值是以一百位年轻的男孩女孩（女生是十六岁到十八岁，男生是十七岁到十九岁）的平均值求出的。

在中医的看法中，一个人的循环最正常的年纪，女生是十六岁到十八岁、男生是十七岁到十九岁，以后就随年龄增长而变差。西医接受正常老化，中医是不接受的。一个健康的老人生理状态应该跟十七岁一样。老了之所以会骨头歪、会痴呆，是因为循环变坏了。中医没有所谓正常的老化，正常应该不老化。一般人是因为没办法，所以接受老化。假如保养得好的话，八十岁的人应该看起来像三十岁一样。我们在脉诊上只用同一组标准值，不分年纪。而用这一标准值不论看更年期综合征、阿尔茨海默病，都一样精准。譬如人在濒死的阶段，先是第四、第六谐波的缺氧指标越变越大，等到第一谐波的缺氧指标也稍微变大之后，大概就要断气了，这个指标不会因病人年龄不同而改变。

治病的时候，只要维持不让缺氧指标变大，病人就能继续存活。我们追踪病人病情的时候，就该看这些指标，而不必随年龄做调整。然后再配合用药和物理治疗。我们可以这么说，病情由坏转好的演变是中医治疗最神奇的部分。

二十八脉相只是九牛一毛

为什么中医说"辨证论治"？辨证论治是判断身体本质的变化的，也就是病邪与正气之间的变化。我们来看看所谓四诊与八纲辨证，共有多少变化。四诊就是"望、闻、问、切"四种诊断手法，八纲就是"阴、阳、表、里、寒、热、虚、实"八个原则。传统的"切诊"就把脉象分为二十八脉。

但是我们现在的脉诊又有多少变化？粗估身体共有十一个经络参数，从零到正或负，这十一个经络参数都是向量，所以垂直正交、互相不干扰。古书上的二十八脉，事实上看到的是很多个脉搅和在一起的最终表现。譬如说我们讲的肺虚肝火，在二十八脉里面只有一个脉，即肺虚肝火脉的通通归为一类，但是肺虚肝火一夹杂其他东西的时候，二十八脉就看不清楚了。

以脉诊仪进行脉诊可以辨出多少种？从零到十一，换句话说，每一条经络（气分）假如只有正跟负两种变化的话，因为有十一个垂直正交的坐标，所以就有二的十一次方种组合（2^{11}）。缺氧指标也有缺氧跟没缺氧两种情况，所以也是二的十一次方种变化。结构（血分）也有正负，又有二的十一次方种变化。此外血分还有缺氧的跟没缺氧的分别。因此，先只看有或没有的定性叙述，就有四次二的十一次方了。这样总共有多少种脉象变化？二的十一次方是2048，所以等于有2048×2048×2048×2048种脉象。这样总共是多少？二十八脉根本不够区别。并且这都是独立的症状，脉诊所给的资料事实上还更多，因为我们还能够量化，而刚刚所讲的数字是没有量化的，只讨论了"有"跟"没有"两种情况，也就是定性的，所以才是二。再加上量化的话，它会给我们多少资料？但能看懂这些资讯，又懂得循环理论的中医，马上就会知道是堵在哪个位置了，一摸就能抓对位置，凭的是什么？因为脉诊的结果就是在告诉你堵在哪里，一共堵了多少位置，哪个是先有的，哪个是后有的，哪个严重，哪个不严重，通通一目了然。

≥ 如何运用脉诊仪

脉诊仪这个仪器的灵敏度非常高，哪怕是病人的姿势不正确都会影响到测量。所以我们会要求病人放轻松，就像量血压一样，轻松地坐着或是躺着。不能刚跑完一百米就量，会测不准的。通常病人一进来，我们会要他好好静坐在旁边休息五分钟，因为一进来就量的话，可能会不准。

我们的假设是十二条经络处于完全无干扰的情况，可是由前面的弹簧模拟模型来看，经络中间有器官连接，动静脉间也有穴道连接，这样应该会造成互相干扰，到底该如何判定？经络之间是会互相干扰，但是循环系统是一个线性系统，所谓线性就是振动小的时候互相独立，振动大的时候才会互相干扰。而振动大时会产生中医所说的相生相克的规则。这可以由个别的第二谐波生成，或通过谐波加减之规则来了解，我们将于下一章中详细说明。

通常缺氧指标大的经络，其脉诊数据之再现性会比较差，因为缺氧指标本来就是供血不稳定的指标，同时也是在告诉我们缺氧严重，要注意了。另外，睡眠状态下也不是我们正规获取资料的时机，因为我们睡着时脉象会有很大的变化。通常在某一种特殊状态下，例如专心用脑、过度兴奋、肚饿、肚胀、口渴、憋尿、忍便等等，都会让脉象产生重大改变。

注意低频脏的病根

循环理论可以检视疾病的严重程度。假如到了血分，一定是久病。缺氧指标都不升高了，表示是很久的病，已经麻木没有感觉了，而那种缺氧指标很大的、在气分的，都是正在表现的病，是病人正在觉得痛的地方。眼前这个气分病没治好的话，就会慢慢变成血分病。譬如说一个脉诊结果显示病人最麻烦的是他的肾脏病，所以肾脏是他的根本病，剩下的可能就是颈椎歪了之类的毛病。越低频的部分越严重，一定要依这个顺序来看。我们要考虑的是一个疾病的演化过程，也就是说这个病是从哪个病转变而来的。例如假若你是小肠经的肩周炎，治的时候一定要考虑病是不是从脖子来的，不要只想着这里痛就一定是病在这里。一定要以整条经络的方式来思考，这样才会找到根源。小肠经在经络里是最后、最高频的，所以这类病情不会太严重，但是要观察这个病还是要从前面的低频经开始看。肾的病最重，越低频的病就越重。器官的结构也要先看，越严重的地方越要先看。所以如果这个病人肾也病了，我们第一个要治的是他的肾，因为他最大的问题就在肾脏，身体一定是先从肾开始坏死的。

开刀要注意伤口愈合

如果血分部分是在较不重要的腑出问题，就不用太担心。但病一到脏，就要认真考量了。譬如说在肺，要很小心，但是如果在胃的话，就没太大关系。通常胃经出问题，多是在胃经上有伤，例如有的人开刀伤了胃经，以致他的胃经结构上有一大堆负的记号，一看就是开刀的伤口愈合得不好，疤都黑掉了。换句话说就是他的胃经已被割伤了，所以他每天吃不下饭，一天到晚胃痛。其实只要拍拍打打、推拿、热敷一下，就会好上大半。也许西医看了十几年都没有办法改善，但事实上治疗就这么简单。问题是看不看得懂。看懂了，就会知道怎么做。循环好了，病就好了。

脉诊如何定位病灶（精确至全身1/44）

现在我们的脉诊上不只有正负，还有好几个正或负，所以必须知道是哪一条经络不对、是在哪一个位置不对。我们脉诊的精确度能到什么程度呢？如果上焦、中焦、下焦（3）能分得清楚，然后又有十一条经络（11），还有左边、右边（2），那么我们对位置的精确判断原

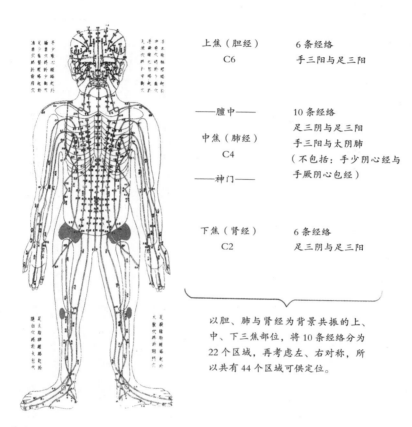

上焦（胆经） 6 条经络
C6 手三阳与足三阳

——膻中—— 10 条经络
足三阴与足三阳
中焦（肺经） 手三阳与太阴肺
C4 （不包括：手少阴心经与
手厥阴心包经）

——神门——

下焦（肾经） 6 条经络
C2 足三阴与足三阳

以胆、肺与肾经为背景共振的上、
中、下三焦部位，将 10 条经络分为
22 个区域，再考虑左、右对称，所
以共有 44 个区域可供定位。

附注
足三阴：厥阴肝（C1）、少阴肾（C2）、太阴脾（C3）
足三阳：阳明胃（C5）、少阳胆（C6）、太阳膀胱（C7）
手三阳：阳明大肠（C8）、少阳三焦（C9）、太阳小肠（C10）
手三阴：太阴肺（C4）、少阴心（C11）、厥阴心包（C12）

图 3.2 血液循环压力波的脉诊方式，可以将全身分成 44 块区域，并很精准地将脉络
不通的部位定位出来。

115

则上可以把身体分成 $3 \times 11 \times 2 = 66$ 部分，并确定具体是哪一部分，故有 1/66 的精确度。但因为并非每条经络都经过上、中、下三焦，所以正确的精确度应是肝经 =2（中、下），肾经 =2（中、下），脾经 =2（中、下），肺经 =1（中），胃经 =3，胆经 =3，膀胱经 =3，大肠经 =2（上、中），三焦经 =2（上、中），小肠经 =2（上、中），所以一共是 2+2+2+1+3+3+3+2+2+2=22 部分，再加上左右两边，即 22×2 共 44 部分，即由脉诊可将人体分为 44 部分，即有 1/44 的精确度。

如果这个会看的话，就可以先确认位置，并且找出哪里有伤。譬如说直接去中焦的胃经找，还可以知道在左边还是右边。但是要会看这个，首先对血分配的原则必须很熟，下一步才可能学会判断位置。等到会判断位置，再下一步才知道哪些经是哪些位置，要怎么用药。

以脉诊回馈反应为师

偶尔我们可能会碰到一个想不太透的病例，遇到这种情况可以向脉诊的机器求教。怎么说是向机器求教呢？因为脉诊机器有一个指针，这个指针所显示的数字就是病情改善与否的指标。好比我们借由考试和分数知道自己是否进步，在看诊的时候，如果我们方法对了，病情就会改善，本来病人能量指标上有五个负就会变成三个，进而负全不见了。

先学了基本规则，会用之后，再跟着它学习细节。没有一位老师可以一直教我们，我们自己得先有百分之六十的本领，然后再不断地改进直到百分之九十，那些功夫是要靠自己的。我不相信所有的病都能治，我对疾病的看法是百分之九十大概是极限了，我们最多能治百分之九十的疾病。如果立志要做一个好医生，就应该要以能接近到这种程度为目标。

各种脏器之死脉

　　重大器官（脏）被开刀拿掉当然会影响共振，而且影响非常大。我们曾做过实验，把动物的肾脏夹起来再去量脉，脉象完全都变了。换句话说，一个人的器官坏掉的话，是非常严重的。假如肾脏坏死，就会出现一种特定的脉，脾坏死也会出现一种特定的脉，每一种器官死掉都会出现特定的脉。《内经》上就提到了各种脏器之死脉的脉象。不过，如果器官被拿掉久了，心脏的补偿作用常常会将脉平衡过来，因而看不出来。尤其是比较小的腑，影响更小了。譬如说病人的卵巢切除的话，在脉诊上什么都看不到。一般而言腑被切掉也大多看不到。我们只能看到干扰正常循环的东西，拿掉的东西已经离开循环系统了，例如拿掉子宫，我们就看不出来。

脉诊提供早期预警

　　脉诊仪已经可以看得出来的疾病，我们现在用其他医学仪器来检测，大多还检测不出来，一直要到了血分很严重的病，现代医学才看得出来。假如西医可以一个一个肾检查的话，一个肾坏了、另一个肾还好的病人，是看得出来的。但是事实上西医在验血的时候是验不出来的，一定要等到两个肾都坏了才验得出来，因为抽血的分辨率不够。有时病人明明觉得肾不舒服，但是医生却认为正常，说是病人精神的问题。等到西医能检查出来，已经是很严重的病了，因为中间恶化的过程，验血的结果都无法呈现。

117

⋙ 中药与脉诊

科学中药不比传统中药差

传统中药跟科学中药并没有差别。我们很认真做过这个实验，并且采用了好几家不同的科学中药。科学中药的优点是它是一个标准处方，很容易鉴识药效。我们发现，科学中药煮的时候有点像冷抽法，没有煮得很开，尤其是补气的药。一般的中医都会告诉你几碗水煮到半碗，但是如此一来，你大概只能吃到 20% 的药效，80% 都是闻到的，用鼻子吸的成分可能还多一些。因为基本上几碗水煮到半碗已经算是沸腾得很厉害了，药味容易从空气中散逸。科学中药煮药之所以比一般传统的水煮药好，就是因为没有蒸发得那么厉害。煮药，尤其是气分的药，最好不要被闻到，因为气分的药大部分都比较善走，很容易就会挥发。但也就是因为它很快就会挥发，所以吃下去吸收很快。

其实最好的方式是所有的药都用低温处理，像是低温、真空抽取，尽量把里面的东西萃取出来，不要温度太高。若是温度太高的话，一方面会破坏药材成分，另一方面会让成分挥发掉。一般来说，科学中药的煮和传统中药的熬相差不是很大。

但是科学中药有一个缺点，譬如说麦冬，我们可以用寸冬，但科学中药是用分冬。我们自己煮药的时候，知道自己放的是什么，一定会去买最好的药来煮。但是科学中药因为考虑到成本，所以用的药材可能不是最高品质的。所以若是你很会煮，煮出来的中药的药效会比较好，但是如果你不会煮的话，就会产生很多浪费。

我们鉴定药效的方法叫作生物检定，即直接给老鼠、给人吃，看看脉会产生多大的变化。在老鼠身上，低频的部分跟人体很相近，但是我们不用考虑老鼠的大肠经、小肠经，因为它没有。用老鼠去检定入肝、入肾、入肺的入经药是可以的，因为老鼠一直到膀胱经都有，可以看得很清楚。但是要做到小肠经的话，就不能用老鼠了。事实上在治病开药的时候，很少会用到入大肠经、小肠经的药，我们都是治肝病、肾病、脾病、肺病等。那么小肠经的病怎么办？按摩按摩或推拿一下就好了，根本不需要用药。如果一定要用药，也是因为这个病人小肠经的病是源于脾经的病或是其他的病诱发的，所以才要用治脾经的药。否则，只有小肠经的病的话，我们是不会有感觉的。

脉诊与中药归经

由脉诊原理入手，药的归类就不需要很多了，只要归在五脏跟这十一条经络。但是各种药入某一条经仍有强度的大小之分，也就是寒凉温热之分，凉为减少，寒为大减少，温为增加，而热为大增加。一般而言，中药的副作用都比西药小。原因是中药不直接控制身体的生理生化作用，它大多是在调整身上的循环。我们身上的循环很有趣，当我们下错了中药——譬如说病人的肾不虚，但是我们把他的肾的分量加强以致能量变大，却不会造成肾火实证。因为生理会调控，把微循环的开口开少一点。事实上身体是会自动调控的，所以肾不会上火，绝对不会出现肾循环加强得太多了，血还拼命往肾跑的情况。我们的身体自己会调节微循环的开口开多还是开少。换句话说，如果用错药，血压波因而太大，只要不是刚好与病人症状相反，身体都会自动调节。如果循环变少，微循环开口就会大一点。所以当做实验或诊断开错药的时候，对小病的人的伤害很小；不过对大病的人的影响就很大了，因为他身上的微循环口已经开得很大了并且还不够，如果开错药反而让开口变小，那组织就会渴死的！一般来说中药的副作用小，是指用的药没有那么强的情况下，当我们真的在治病时需要用比较强的药的话，就得好好考虑了。当组织所有的开口都打开了，还把血弄少，对病人是很不利的。所以虽然说中药的副作用比较小，但我们用药的时候还是要很谨慎，要精确判断，不要乱用。通常比较简单的判断就是直接看气分的缺氧指标。直接补缺氧指标大的经络，尤其是五脏。

药能入经就入本经，入肝的就入肝，入肾的就入肾，入脾的就入脾。但是中药书上写的，尤其是入肾的药，有些是错的，它写入肝肾的大多是补脾的。事实上你去吃药膳或是吃一般的中药，一半以上都是补脾的。吃了补脾的药就会同时入第三、第六、第九谐波，就会补三焦经，所以吃了全身容易发热，甚至发大热。但假如你是肾虚的人，吃多了补脾的药，气一直往外走，反而会使肾更虚。

如果吃药之后去量脉波，而且是吃完之后马上量，会发现入肾的药产生药效的速度很慢，入脾的药大概需 15 分钟，补气的药最快。现在坊间流行的药膳或健康食品几乎都是补气的，包括刺五加、人参、灵芝，都是补气的。假如你肾虚，吃多了可能会肾衰竭，因为这些补气的药需要经肾排出，而且它会重新分配肾原来所需的能量。所以这些补品跟维生素不一样（即使是维生素也并非都无问题，吃太多也会影响健康），不是随便拿来就吃的，应该是肾虚补肾、脾虚补脾、心虚补心。

生药有消化与细菌的问题

有人直接把生药磨碎吃掉，但效果不会比煎煮的好，因为还有消化吸收的问题。变成水溶液的药一定比较容易吸收跟消化，而且经过处理如煮过的话，也比较卫生。例如很多人都喜欢西洋参磨粉，但是西洋参磨粉吃了很容易拉肚子。这有两个原因，一个是不容易消化，因为它很多成分是在细胞壁里面，不煮的话不会出来，胃肠又怎么能吸收？另外一个是卫生的问题，有的中药店处理药材的时候并不注意卫生。但是我们放到水里煮一煮、杀菌消毒之后，就能放心一点。

正确吃中药的方法，理论上是都要用水煮一下、抽取过滤。我们吃的植物都有很强的细胞壁，胃液未必能消化它，所以很多药材都变成了过客。假如上面再有些细菌就更糟了，不只是过客，还变成了拉肚子的促进品。一般说来，生粉的疗效会比浓缩的差，我们做实验的时候就发现了这个情况。如果是磨粉的，身体吸收的效果会不太好。不过也因人而异，通常吃生粉的人如果消化系统不好——尤其是病人，体力、消化能力都比较差——所吃的药大多都是过客，进去就出来了。我们食用的科学中药里加了很多固形剂——固形剂大部分都是淀粉类的——这主要是因为技术不好，所以干燥的过程中需要这些固形剂。近来有一些比较贵的机器，不需要加那么多的固形剂即可完成干燥。这个机器的水溶液是从一个喷口喷出来的，喷出来就脱水了，下来时则是粉末。如果一喷出来的时候不能变粉末，那就再撒一大堆淀粉，增加它的体积，它掉下来的时候就变成粉末了。一般的药粉有 90% 是淀粉，所以其成品相对最初的有效成分来说，体积增加了近十倍之多。事实上，这是由于技术上的限制，这个浓度并不是国家规定的。你如果吃纯度很高的药粉配水，效果完全一样。

≋ 安慰剂效应

有一种脉是最有趣的，就是静静躺着的时候，我们看到的脉会像在打坐的状态，身体自己会补救比较不好的地方。为什么说静坐、静躺对身体很好？为此，我们做过研究。事实上，当人静静地坐或躺着时既会精神好，又能放松身体，则身上哪里虚血液循环就会自动去补哪里，我们相信这也是所谓"安慰剂效应"①。西医相信有安慰剂效应，并相信安慰剂效应可以治疗 40% 的疾病。换句话说，在一百种不舒服的症状中，以安慰剂的方式去治疗，病人觉得有改善的大约会超过 40 种。如果去医学中心，可能只有 30 种可以改善。因此，我们可以这样说，假设你去一个医学中心看病，你也很相信这个医学中心的医生，那就能够达到 70% 的效用，这是因为心理和实际两者的疗效加在了一起。现在市面上很多奇奇怪怪的保健品其实是在卖安慰剂效应。

为什么安慰剂效应的效果这么好？因为"放下"。所有的宗教都叫你放下，放下的时候，就等于在静坐、静养、休息。这时就会产生一个奇妙的效果：如果你肾虚的话，身体就会自行补肾，血自然往肾脏或肾经去（第二谐波能量增加）；脾虚就会补脾，血会多送一些给脾及脾经（第三谐波能量增加）。就算开药，最高明的药也不过是这样的效果。就研究的立场来说，我们能开出来的最好的药就是这味药——安慰剂效应，也就是"放松""放下"，这是最好的药。

其实脉诊时，也利用了这个效应——脉诊时一定要静躺，一切放下。这时身上所有的神经节会把循环的资料都收集起来，指示心脏做最好的输出，血管及开口做最好的应变，这时的脉波就会包含所有这些信息。

---

① 在现代医学研究中，要证明一种药物是否有效，必须采用严格的双盲对照试验，即对一组病人给予药物治疗，另一组病人仅使用毫无药物作用的糖丸等制成的所谓"安慰剂"作为对照，但患者本人并不知在服用安慰剂，因此他们在心理上仍然认为服用的是治疗药品。实验结束后对结果进行分析，发现安慰剂组的病人症状也明显减轻甚至康复。这就是所谓"安慰剂效应"。正因为如此，判断药物是否具有治疗效果，必须证明该药明显优于安慰剂。只有证明这点，该药才能投入临床使用。这也表示安慰剂是有一定的疗效的。但是为何有疗效至今仍无解释。

安慰剂效应不足之处

但是安慰剂只能治缺氧指标还很大、能量却不对的经络。对于缺氧指标已经不大，而气分、血分还是不对的经络，安慰剂就能力不足了，这时非得靠药物。为什么？因为我们身体自己治病的能力很有限，心脏只有 1.7 瓦的功率，一共能供应的能量就这么多。但是如果我用手帮忙去捏，马上可以产生几十瓦的瞬间功率。所以确实知道哪里堵塞的话，用手去拍、去通特定位置，就比只依靠心脏强很多。心脏能分到特定位置的能量只有零点零几瓦，要靠心脏自己治，能力很有限，所以我们能够依靠的安慰剂效应也就只有这么多。但是假如缺氧指标还是很高，身体自然的力量也是可以自己慢慢治好的，不过当然要费时久一点。所以，如果我们可以用一个外力来帮助这个安慰剂效应，瞬间提供数十瓦的功率，病立刻就会好了，何必等心脏自行调适治疗几个月呢？

安慰剂效应是可以协助治病的，因为身体知道哪里不对、要怎么去治，这是我们真正要去学的。如果我们了解脉诊的道理，又能利用安慰剂效应，并通过正确的分析判断，对疾病进行治疗就可以很快取得疗效。如果说我们能治 60% 的病，那其实是只会治 30%～40% 的病，其他靠的只是安慰剂效应。我们要能看到 80%～90% 的病，才能算真正会看病。即便如此，凭借我们自己的能力看好的也只有 60%～70% 而已，剩下的还是安慰剂效应在帮忙的。

曾有报道说关节受伤的病人，泡了温泉水疗（SPA）之后有所改善。事实上温泉是会改善循环的，而病人自己又相信温泉会有效，这样便有了效果的叠加。所以治病很重要的一点就是要善用安慰剂效应，病人不相信你的话，就不要替他治。因为病人不相信的话，我们能治好的机会就会大大减少。教导小孩事实上也是这个逻辑，他不信服你，教育的功效就大打折扣。

静坐与信仰也是安慰剂效应

如前所述，静坐有自然治疗的功能，也就是安慰剂效应。但是有人静坐又去守窍门，结果会如何？其实守窍门守得不好反而会坏。若能都放下的话，效果自然就会出来。我们不是常听基督教的牧师说上帝会替你治病，信上帝的人有福了，病就好了。这也是安慰剂效应。的确有人的病真的因此好了。你越放不下，就像是炒股票赔了、考试考不好等，安慰剂效应的效果就越打折扣。你一直想一个东西，就跟守窍门一样，放不下的时候，就等于大脑皮层的某一个部位一直在工作，就会干扰身上自动控制循环的系统。末脑的部位有一个自动控制系统，这里本来是很聪明的，但是物种演化了几亿年之后，人类学会了用大脑皮质去操控它，结果反而容易害到自己。古人说"久思伤脾"，就是这个意思。因为老是想东西，胆经就虚掉了，接着就伤脾，因为第三谐波、第六谐波、第九谐波的相关性很大。脑子用得多的话，胆经就虚，进而就伤到脾经了。

疾病的根源与五行相生相克的原理

ᘓ 心脏疾病

心律不齐与瓣膜下垂

从脉诊最容易看到的是心律不齐。心律不齐事实上和瓣膜下垂一样，都是心脏缺氧引起的。心律不齐很容易看到，就是每个脉波所延续的时间不一样长，甚至连波形都不同。但瓣膜下垂在脉象上的表现又是如何？瓣膜下垂的病人有什么问题？瓣膜管的是通到肺的血管以及右心室与左心室，瓣膜下垂的病人，不管是左心室或右心室的瓣膜，在脉象上都会看到肺循环缺氧指数升高。所以看到肺的缺氧指标高的时候，不要直接认为就是肺有问题，瓣膜脱垂的人，肺也会受到影响。只要左右心室不平衡，肺就会受影响。瓣膜闭锁不全的时候，打到肺去的脉就不平稳，就会伤到肺。我们的体循环跟肺循环都是在肺中平衡，假如肺循环的脉不稳定的话，本来配合得刚刚好的体循环，就会变得不平衡。这种不平衡在脉象上的表现，就是体循环中肺脉的缺氧指标升高。不管是心律不齐或者是瓣膜脱垂，都是心脏缺氧的重要指标，诊断上要当作心脏缺氧。

高血压与心火大小（心跳加压能力）

若要由脉诊看心脏的出力状态，首先要看第零谐波（C0，心火）

的压力。心火大的表示做功做得多，心火小的表示做功做得少。但是在看这个指标的时候，要注意一件事：假如 CO 很小，可能是身体最不好的时候，那表示心脏力量不足，跳不动。也就是说，CO 大不见得是做功的坏状态，它表示身体阻力很大，可是心脏还在用力跳。但是假如 CO 很小，一个可能是你身体阻力很小，心脏轻轻跳，输出就够了，另一个就是上述的心脏的力量不够。

要区别 CO 小的两种极端的情况，就要看肾（C2）好不好。假如肾很好，表示静脉回流很好，静脉回流很好，CO 又很小，则表示心脏轻轻一跳，血就可以流到全身。但是假如 C2 不好，也就是肾脏不好，再加上 CO 又很小，那么诊断上就该是心脏不好。事实上这是心脏要退化的先前指标。这个时候常会跟着看到瓣膜有些下垂、心律会开始不是那么稳定，这就表示心脏的功能在走下坡路了。所以心火大的时候，心脏还在挣扎，还在用力，还能用力，那个阶段也就是会发生高血压的时期。

西医在患者长期服用降血压药之后，常会说病人的高血压已经好了，不需要再吃降血压的药，但是那很可能是心脏已经无力了。因为本来西医治高血压的方式，就是吃药让心脏没有力气跳，从而降低血压，而不是去疏通你的血管或是穴道。事实上，人不管得什么病都会分为两个阶段，原来健康的时候是不痛不痒，生病的第一阶段是会痛会痒，然后生病的第二阶段又变成了不痛不痒，最严重的也是又不痛不痒了。这个不痛不痒跟前面那个健康时期的不痛不痒，是完全不同的状态。

任何疾病的发展都分两个阶段，心脏病也是一样。身上有堵塞的时候，心脏第一个反应是用力跳，这时候会发生高血压，心火会大，与疼痛看起来是同一条路的，只不过这是心火（心脏用力压）导致的高血压。我们必须知道是哪个位置的堵塞造成了心脏的用力。等到血压不高的时候，我们也要判断，到底是变好了，还是变得更坏了？就好像疾病治疗过后的不痛不痒，到底是治好了，还是治麻木了？现在很多治疼痛的方法，是治到麻木，医患双方却以为好了。譬如有些医生治头痛、治精神病的方式，就是让病人身上的循环没有了，变成白痴，连家人的名字也忘了，病人没有多余的想法，什么都好，什么都不会想，这种情况下当然各种暴力行为或奇怪的想法也就没有了。

西医在治高血压时也常有同样的问题。西医降低血压的方式，是让你的心脏跳动减缓。给你钙通道阻滞剂、β 受体阻滞剂或是其他的药，目的都是促使你的心脏跳动减缓，血管不要那么紧。但是真正导致高血压的原因他并不知道，所以不能根治。真正的高血压是虚证，亦即身上有最重要的器官缺氧，把缺氧的现象改善，血压自然就降了。头痛、精神不正常、失眠都是大脑缺氧，解决大脑缺氧的问题，才是治病的根本。

冠状动脉阻塞与心肾不交

另外有种心脏的疾病是冠状动脉的栓塞造成的，脉诊仪可以看得非常清楚，栓塞的严重程度也一目了然。这个指标是我们的独门功夫。我们背后脊椎旁的两条神经节掌管的是内脏里面的血管以及连接血管的自动控制系统。为什么我们的脊椎骨长在这里，旁边还有两串神经节？为什么要做这样的设计？这两串神经节的功能是什么？这里的神经节掌管了它下面对应的内脏、对应的血管，也就是内脏血管的自动控制系统。当这个神经节开始缺氧的时候，就等于你的电脑没电了，所以控制系统就失调了，当控制系统失调以后，对应的脏器也就跟着死掉了。国内名中医黄明德以前在针灸的时候，经常在膀胱经用补的手法，为什么？他事实上是直接对着背上的穴道，也就是调理那个神经节的循环。

那么冠状动脉阻塞的时候，是哪一个穴道主管？主要是心俞穴及其上下左右的穴道。心俞在中焦，所以看脉的时候就看第四谐波（肺）跟第七谐波（膀胱）。第四谐波和第七谐波的缺氧指标都大于一个指数的时候，就是冠状动脉阻塞了。假如看到第五谐波（胃）缺氧，而第四谐波、第七谐波没问题，那就是胃痛，一下就分辨出来了。现在西医在这方面还是束手无策的，遇到急诊的状况都非常紧张，如果病人不能说话就不知道是胃痛还是心痛了。其实这种情况用脉诊看，一下就看出来了。而且一旦确定了是哪里堵塞，我们就有能力疏解。因而冠状动脉阻塞、心绞痛等急性的症状，也可以减缓或消除了。

心脏本身的功能是看第零谐波（C0，心包）和第二谐波（C2，肾），一个是看心火，一个是看静脉回流。C0是直接看心脏的功能。C2是肾脉，肾脉是往下肢循环的主力，而动脉与静脉又长在一起，所以静脉的回流，尤其是下半身静脉的回流，就十分依赖肾脉的振动，再靠瓣膜阻挡，让血只能流回右心房来。因而肾脉虚者，静脉回流就不好，中医称此为"心肾不交"。

心气与心血不足：避震与供料的问题

另外还有两件事是我们要注意的：心气跟心血。心气要看脾经，心血要看膀胱经。同样的症状有的中医书说心气不足，有的又说心血不足，其实这两者是不一样的。上节说要由心脏的整体功能来看第零谐波跟第二谐波，但除此之外还要学着看是心气不足还是心血不足。心气不足要看第三谐波（脾经），心血不足要看第七谐波（膀胱经）。而且是看中焦的第三谐波跟第七谐波。中焦的第三谐波不足表示心气不足，即心脏的力气已经没有了。第零谐波跟第二谐波是让我们看心脏的效率，而第三谐波和第七谐波可以看出效率不足是从何而来。我们可以把心脏本身看成是一个引擎，就像汽车的引擎，心血不足就是汽油灌不进去了。所以从膀胱经看心俞穴，心俞是心脏供血的控制穴，心俞不健康心脏供血就出问题。心脏供血不足就像少了汽油的引擎，汽油灌不进去，引擎就无法点燃。

至于心气不足则是指气无法由膻中穴产生出来。什么时候会发生这种状况？心脏就跟我们的汽车一样，它的悬挂系统、避震器或是震动吸收系统出问题，就会心气不足。心脏虽然也能跳，可是却一直乱跳。这种引擎结构问题与因为没有汽油开不动的原因不一样。西医晓得心血不足，他们会用核磁共振或血管造影等技术看到心脏本身血液流量不足的现象。我们则是用脉诊看，它变好变坏，一样可以追踪得很清楚，同时方式更简单。但是西医不会诊断心气不足，而很多的高血压或者是心脏病就是心气不足。心气不足的时候，治疗重点是中焦脾经。

脾经与心脏控制（心气）

脾既然也会堵塞，就会影响心脏的输出功率。脾有双重作用：中焦脾经，有固定和增加心脏输出的功能；脾又统血，可以减少循环系统的阻力。心脏是最重要的器官，所以通常我们看到第四谐波跟第七谐波不正常的时候，不光是心俞穴，心俞穴上下的穴道都会跟着堵塞，那个时候才会严重到堵塞冠状动脉。冠状动脉堵塞不光是冠状动脉部分堵塞，像冠状动脉旁路移植术，如果只解决了冠状动脉堵塞的问题，预后并不是那么好。为什么？因为事实上是整个心脏的血管都被堵塞了，要一直换到里面才行。现在还有一种用激光在心脏里面打洞的手术，就是因为整个心都堵塞了。那些管心脏循环的神经节事实上不只管冠状动脉，还管着整个心脏里面的各种血管，就好像一个个小电脑一样。从冠状动脉一直下去，整个心脏里面那些血管的自动控制，都是由这些个小电脑在管。这些神经节相当复杂，它们现在退化了，就无法做好阻抗匹配的工作。因为它们坏了，血管才会堵起来，它不坏就不容易堵，即使吃油腻的东西也不容易堵。是自动控制出了问题，才逐渐堵起来的。好比我们不修电脑的电源控制，只在周边元件下功夫，过不了多久问题就会重现。

膀胱经与内脏供血（心血）

内脏供血也即心血，它主要是指进入心脏的血。冠状动脉和心脏的血管有个自动的反射管控系统。这个自动反射由谁管控？就是脊椎骨旁边的那两条神经节，这两条神经节负责管控进入脏器的血管。心俞穴如果缺氧，就是这个神经节缺氧，也就是神经节这个控制的机制出了问题，就等于这台电脑根本已经不工作了，它不能调节你的冠状动脉跟心脏血管的状态，所以你的心脏才会慢慢堵塞起来。

这就像交感神经一样。我们的交感、副交感神经就是从这些神经节出来的，只是每一个神经节只管控它附近特定的器官。中医的膀胱经对内脏来说之所以那么重要，是因为它直接管控那一对神经节，而此神经节又负责掌控器官里面的血管的状态。更精确点来说，身体可以分泌肾上腺素，而肾上腺素可以影响肾脏增加或是减少排尿量或钠离子量，但这都是对全身循环的管控，与神经节对各个器官的分别管控是不一样的。器官中的血管需要实时控制，一会儿放大，一会儿放小，随着心脏血多血少而不断地调控，随时地调控，这靠肾上腺素是来不及的。肾上腺素从分泌到进入心脏至少需要数分钟的时间，所以它不能做一秒钟两次甚至十次的调控，但是神经节可以。因此这个神经节就要放在器官旁边，负责调控。假如这个神经节缺氧了，它的功能就会丧失，而调控的功能丧失，血管就会堵塞，冠状动脉也就会硬化。西医所说的很多关于血管堵塞的原因，像甘油三酯高、胆固醇高等等，都是要长时间累积的。很多人这些数值也很高，血管却不会堵塞；也有人这些数值不太高，血管反而堵塞了。假如神经节的功能非常好，这些小问题都可以得到有效地补偿，血管该扩张就扩张，该收缩就收缩，废物就不容易在血管中堵塞。但是如果你的功能差了，退化了，血管就会开始堵塞。也就是说如果这个自动控制系统坏掉了，就会造成匹配不良，进而产生堵塞。

针灸治疗膀胱经（心血不足）

治疗心血不足时可以针灸膀胱经，但是一定要会运用手法，所以黄明德前辈最拿手的不是会刺膀胱经，而是擅长补的手法。要提插、引随补气，相当需要技巧，简单一点还不如用灸。灸的效果会比较好，但是灸又比针麻烦，所以有些医生不喜欢灸。膀胱经灸起来确实麻烦，比其他穴道更不方便。如果用红外线来照的话其实效果也不错，但问题是它的集中度不够，一照就是一整片。治病的时候，如果我们没把握对症下药，就只好开第三谐波（脾）、第六谐波（胆）、第九谐波（三焦）都会改善的补气药，等于是用一个大网，一网打尽。也因此分到各经络的能量，就不免被分散了。我们的脉诊定位诊断能准确到全身1/44，因此，我们若是会开药，就应该能让药效准确地治那堵塞的1/22之左右对称的位置。要用物理治疗，也要能治那1/44的位置，才算精准。

灸的效果是由红外线加热来的，因而红外线可以代替灸。现在很多医生都用艾草膏涂到患处去，然后采用红外线照射。如能再集中至一个很小的位置的话，其实效果还是不错的。不过我们还是要确实地知道该涂在哪里、照在哪里。疼痛的反应会向我们提供一个指标，但是会疼痛的地方不一定是最严重的地方，我们必须知道哪里最严重。就像某一地区的派出所经常能捉到很多小偷、强盗，但这并不表示那个地区就是小偷、强盗最多的地方。而小偷、强盗最多的地方，可能在当地派出所的报告里是一个犯人也没有——因为整街都是小偷、强盗，连派出所都被攻占了，还有谁去捉小偷、强盗？这就相当于穴道经络已经麻木了，不会再发出疼痛的信号了。

⋙ 脑、胃、脾的疾病

在中焦看膀胱经或胃经等病，一定要看第四谐波（C4，肺）。头上的病则一定要看第六谐波（C6，胆）。上焦属胆经，上到头上去的大血管，都是胆经在控制的。所以所谓中风大多是三焦（九）和小肠（十）经的中风，可是它是上焦的，所以在看脉的时候，要第六谐波跟第九谐波、第六谐波跟第十谐波同时看。否则怎么知道它不是中焦（四）的三焦与小肠经的中风呢？手上的三焦经在中焦，手上的小肠经也在中焦，所以一定要看到第六谐波，才知道它是属于上焦头部的病变。也就是说，二、四、六一定要先看。看它是上、中、下焦的哪一个，再去判断是哪一条经，这样才会准确到1/22。否则怎么会判断正确，还分左手右手使精准度达到1/44呢？

脑病的脉诊：治头部的脏腑经络

神经症、偏头痛、失眠等，并非都可由血液循环治疗，只有因为大脑缺氧的时候才有办法。大脑的供血来源几乎都是属于高频（腑）的经络，但在治疗的时候不能只治高频的经络。例如以川芎茶调散来治头痛，大概第一天、第二天有效，但是第三天以后病情反而会恶化。有经验的中医师就会知道，身上的气，阴是阳的根本，一直把气往阳处抽的话，阴就虚了，这个病反而难治，反而会把病人的病情加重。我们从来不用川芎茶调散治头痛。现在偏头痛这么流行，光是在中国台湾就有一百多万个患者，以我们治缺氧性头痛的经验，大部分是一两天就好了，有的当场就改善了。治偏头痛主要是恢复头上的循环，不通则痛，头上气血一通，头痛就好了。我们也做过一些服用镇静剂跟抗生素的实验，通常这些药吃下去都是让头上的循环变得更小，让病人往麻木方向走，所以感觉上好像是好了、不痛了，但事实并非如此。有时治抑郁症也是让病人的头上循环变差，头上头循环变差以后人就会呆呆的，就不抑郁了。

大脑是中医所说的"奇恒之腑"，在诊断上是靠到头上去的经络，也就是胃以上的阳经脉络。我们的脑中并无血管，但是外面包了一层血管网，所以脑仍是由经络来供血的。经络事实上都在我们的头骨外面包了的一层动脉的网中。大脑本身是没有经络的，所以才会有一个"血脑屏障"（blood-brain barrier）。

我们的脑是不会痛的，感觉到痛的是外面的皮肉。虽然脑子里都是神经，但是其中没有感觉痛的神经，也没有血管。我们会头痛，是因为脑缺氧到了严重得不得了的程度。所以治疗的时候，以外面的经络当作指标就可以治好，脑会自己救自己。

子宫里的毛病也可以治，子宫在中医理论中也属"奇恒之腑"，也没有一个特定的频率在供应循环。但是一般来说可以从肾来看，因为它在下焦，附近的经络就是肾经跟脾经。我们处理过的一些子宫内膜异位，多是开治肾跟脾的药。

胃病的脉诊：胃溃疡，胃虚实

以胃溃疡为例，病到溃疡的话，器官结构应该已经改变，在血分上是看得见的。通常大部分的胃溃疡都在胃跟十二指肠接口的地方，所以胃溃疡的脉有个共同特性，就是胃有火而且脾虚。胃有火，表示去胃的循环很多，因而胃酸很多。原本胃酸到了十二指肠之后就应该被中和掉了，可是脾虚，也就是十二指肠的循环不足，所以没有能力中和胃酸，胃酸就会烧到十二指肠。我们通常看到胃的指标有三四个正号，脾有两三个负号，就知道胃会感觉烧烧的，这表示有溃疡。甚至在病将要发生而未发生的阶段，就可以先看到。但是如果溃疡已经发生，就会在脾的血分指标中看到负号，这表示已经烧得很严重了。不过，脾血分有负号并不表示一定有溃疡。因为脾也统血，循环不良也可能导致脾血分有负号的现象。

再举个有趣的例子：胃有病的人，一种是血太多，也就是胃酸过多；另外一种是血太少，会有胃壁变薄、胃液不足、消化无力等现象。说起来很简单，但西医却要抽胃液才能知道。我们在脉诊上要怎么看？其实只要看胃经到底是正还是负，一看就知道了。假如胃的能量是负的，就不能给他吃健胃仙等抗酸药。我们处理过几个这样的病人，西医让他吃健胃仙，结果胃痛得要命，怎样都不会好。其实只要不吃健胃仙就已经好了一半，随便再给他吃一点暖胃的药就好完了。但是胃虚的病人就要注意问题是不是从心脏来的？假如是从心脏来的，只吃吴茱萸、丁香等暖胃药是不够的。如果心脏好好的，只是胃虚，那最好治，一下子就治好了，甚至只要叫他回家多喝点葱花汤、生姜汤，不要吃健胃仙就好了，简单得不得了。若能懂得这些道理，治疗很多莫名其妙的病都会变成举手之劳，用来自我保健更是实惠。

有时缺氧指标已经变得很小了，可是能量还是负值很高，这就表示脏器很虚可是血已经不来了，因为身体的代偿作用已经停止。尤其是血分结构的缺氧指标很小，但是已经有负能量出现，这就是病转严重的现象，这说明血分已开始受害。假如能量很低，但是身体还在配合，缺氧指标很大，这表示身体的自救功能还在运作，即使没有特别治疗，只要不去压抑身上自救的功能，好好休息，补充足够的营养，不要再压榨它，自己也能慢慢好起来。

脾病的脉诊：更年期综合征

所谓脾统血，第三谐波不好多是循环差所造成的（第三谐波为脾经），譬如说更年期综合征，几乎都是这个原因。所以所谓更年期综合征，几乎都是第三谐波的血分有病。为什么？因为雌性激素原本就是比阿司匹林还好的活血剂，但是女性一到更年期，雌性激素分泌减少，活血剂（雌性激素）就变少了，所以血液的黏滞性、血管的弹性通通会变差，脾血分也会受到影响。我们看五十多岁的妇女，有更年期综合征的，一定是第三、第六、第九谐波都为负（脾经、胆经、三焦经都受伤，能量不足），年纪大了只要循环一不好，第三、第六、第九谐波就很容易呈现负的现象。第三、第六、第九谐波都负的话，又很容易造成循环不好，更年期的人循环若是不好就很容易失眠、脾气不好，因为脑部（胆经）的循环变差了。所以你可以发现，大部分的中医用的逍遥散、加味逍遥散，都是补脾化瘀的，逻辑就是这样来的。女性激素所提供的效用，跟逍遥散、加味逍遥散相似，主要都是起到活血化瘀的作用。

～ 五行与相生相克

阴阳五行所说的相生相克到底是怎么来的？阴阳五行在中国是很普遍的观念，并不限于医学。阴阳五行的逻辑到底从何而来？中国有很多传统知识，例如算命、看风水，也就是中国的医、卜、命相、星象，它们都是根据阴阳五行来的。它们有没有根据？相对于佛教讲四大（地、水、火、风），希腊医生是说四种体液（血液、黏液、黄胆汁与黑胆汁），印度的寿明论则是三种元素（气、水、火），藏医也继承了寿明论的分类。只有我们中医说阴阳五行。阴阳五行的意义是什么？为什么中医认为它非常重要？《伤寒论》《内经》都说疾病初起的时候，会先循经传，等到病重的时候，就会越经传。越经传是什么意思？为什么越经传的时候，会遵循阴阳五行相生相克的关系？

周期性知识可用谐波分析

中国人的宇宙观，在太阳系是金、木、水、火、土星等，还有宇宙与风水的方位，也是金、木、水、火、土。这些题目，看起来像是医学的逻辑，又像是哲学的问题。我们先来了解一下中国人《易经》中的宇宙观，六十四卦起于乾元、终于未济。中国人对世界的看法是循环的，这种宇宙观很平实。事实上现代科学的宇宙观也强调循环周期，宇宙形成的大爆炸论是周期的循环，太阳系在黄道运行也是周期的循环，甚至月亮绕地球运转，也有特定轨迹，也是周期的循环。而像轮子滚动，算滚了几圈就知道滚了几米，可依此算出距离，也是周期的循环。所以一个周期性的东西，不管多长都可以测量。

在这个世界上我们能够经常看得到的东西，严格说起来都是周期性的。只有那些偶发事件才是发生一次就没有了的，那便不是周期性。

人类在观察这个宇宙的时候，能描写的、能常常看到的东西，都是周期性的。因为周期性，所以我们可以经常看到它；因为可以看到很多次，所以才能去观察它；因为可以观察它很多次，所以才能描写它；因为能描写它，所以才能找出它的规律。假如一个现象只发生一次，没有发生第二次的机会的话，我们如何能研究？所以我常说，天才是不能研究的，因为没有第二个爱因斯坦，所以我们不知道这个共同性在哪里。研究一般人就比较容易，因为类似的大脑有几百万个，因为它"重复"发生。所有能研究的、能观察到的，都是重复发生的，所以人类总结出的定理、观察到的东西大部分也都是重复发生的。那么，没有重复性的东西还重要吗？当然重要。多不多？很多啊。但是我们有没有办法观察到它？一次就没有的东西，你会注意它吗？鱼群去了又回来，所以第二年渔夫才可以在那里等它，因为它有周期性。潮汐也是有周期性的。我们人类的知识大部分都是周期性的东西。对于没有周期性的东西，我们的了解非常少，因为研究对象有限。

衣服的流行，其实也是周期性的，它有一定的规则，事实上它是依据人的视觉心理学设计的。譬如说，我们的眼睛看黄色看了很久之后，接下来可能就会爱看蓝色的。所以懂得时尚的人便可据此分析，因为这也有一定的周期性。所以你的领带、衣服的颜色的流行一定是不断改变的，先是蓝色，然后红色，红色以后是绿色。因为人的眼睛，蓝的看久了就会觉得红的好看，红的看久了就会觉得绿的好看。这是我们的生理学的基本特性。一定要有周期性，我们才能研究。所以只要观察了两三次的流行时尚以后，有些人慢慢就能够预测流行的趋势。股票的涨跌也是如此，所有人都是根据过去的结果在看未来，靠的就是周期特性，否则那些股票分析师分析什么？每一次的单独事件，有谁会分析？我们能预测的都是一些周期性的东西，所以我们的知识，其中至少 90% 都是可以预测、可以模拟的，因为它们都是局限于周期性的东西。

因为我们只习惯于周期性的事物，所以面对非周期性的突发事件时我们就不知道该怎么办。我们对这个世界只能掌握这么多，每次一有突发事件大家便都不知所措。我们所学的学问，书上写的，仔细去想，都是周期性的，而且它告诉我们的就是它的周期特性。所有的理论学问，包括我们中医的理论都是周期性的，因为你的心跳一直在周期性地跳动着。对于周期性的东西，现代科学大多可以根据它的谐波成分来分析，这是数学的定律——只要这个东西是有周期性的，一定可以用它的谐波将它重组。

五行就是周期性的规则

我们整个中医理论是架构在心脏周期性跳动跟谐波的基础上的，所以我们看《内经》《难经》，就会发现这些古籍会说心脏一秒钟跳几次，血就在身上运行多少，然后又循环回来，是周期性的。所有周期性的东西都有一个共同的特性，就是可以用谐波分析。所以只要意识到心跳是周期性的，就该想到那个谐波一定是对应经络的，每一个谐波对应一条经络。同时它也告诉我们五脏六腑就是我们心跳的第一个谐波，第二个谐波乃至第五个谐波等。肝是心脏跳一次，它动一次；肾是心脏跳一次，它动两次；三焦经的话，是心脏动一次，它动九次。

这个理论在二十年前（也就是 20 世纪 80 年代初）我们是用推测与假设提出的，后来经实验证明果然正确，身体确实是这样子的。那么根据这个谐波的观念，我们就可以把相生相克变成一个普遍性的规则。换句话说，中国人画金、木、水、火、土这个五角星，是对所有周期现象的共同规则的认识。所以中国人的哲学理论中，宇宙、医学、算命，都跟五行有关。因此，命如果能算的话，它也要是周期的。换句话说，如果我们每一个人都会被外面这些星象所影响，那它也无非是要告诉我们，一甲子之后所有东西都回来了。但是算命不会真的准，因为人的一生中有太多突发事件了，那是命所不能算的。算命只能算在太阳、月亮、星星都按既定的轨道运行之下的大通则，我们只能在这个大通则下做一些运算，得到一些趋势。

突发事件不能用五行规则

在看待中医的术语时，我们心里也应是同样的想法，不要以为这个病按五行该传到哪里，就一定会传到哪里，把它当金科玉律，每次治病都只会跟着这些"规则"打转。比如我只要拿石头打你一下它就不准了，因为它以前没算到这一步，它只算到心脏会一直跳，没算到你会被石头打一下。所以所有的外伤，或者由你的情绪所造成的内伤，用金、木、水、火、土来推算都是没有用的。这个阴阳五行的规则确实是很了不起，是很伟大的规则，但是它绝对不能用在突发事件上。它永远只能用在一直运行得很有规则、很有周期性的部分事件上。所以在乱世，没有一个人的命能算得准，走出大门就被抢劫、被杀掉了，还有什么命可算？刘伯温来也没办法。所谓金、木、水、火、土虽然很了不起，但还是有它的局限性的。

"相生"的谐波能量分配

从数学的角度来看，所谓"相生相克"究竟是什么意思呢？有一个很重要的现象就是原来有个谐波是一，如果这个一会变成二，就叫第二谐波生成。这又是什么意思呢？中医所说的循经传是一个线性现象，就是说在第一个谐波的永远在第一个谐波，不会跑到第二个谐波去。这种状况属于线性的范围，数学上叫作线性的解。

如果是循经传，这个病还不太重。一旦等到病变重，能量变化就会变大，而病的能量变大、比重变大后，它就开始有两条路可走。第二谐波生成，就是说它会变成倍频，在光学、振荡、电路等领域中，都会学到这个现象。能量加大的时候，第一个谐波就会跳到第二个谐波，而且这种概率最大，同时第二谐波跳到第四谐波。同理，第三谐波就会跳到第六谐波，第六谐波就跟着跳到第九谐波。为什么呢？因为它们刚好是一倍、两倍、三倍的整数频率，所以是互相影响的，能量就在这三个谐波里面跑来跑去。

第二谐波生成是中医理论中非常重要的问题。线性现象变成非线性现象的时候，它的频率会变成两倍，这点一定要注意。而一的能量增加的时候，二的能量也会跟着上去。所以一跟二会同时变多，在中医就叫"相生"。同理，二多的时候，四也会多，所以二也跟四相生；同样，三多六多，四多八多，这都是中医所谓相生的部分。一是肝，二是肾，所以肝跟肾相生，同理，肾（二）跟肺（四）相生，脾（三）跟胆（六）相生。脾属土，而胆属木，好像跟传统金木水火土的相生说法不合，但如果我们细读《内经》，可发现胆是相火，心是君火，三焦经也是火。君火表示主要的火，相火表示次要的火〔依照紫微的说法，紫微（也就是君火）为最大，再过来是天相、宰相〕，三焦经的火是比较小的火。如此则胆属火，那么火与土相生就与五行的规则相符了。由此金、木、水、火、土的相生我们大概都理解了，这就是相生。

"相克"的谐波能量分配

另外还有一类加成的现象，如一加三变成四。但是为什么一加三要变成四？它只能变成四吗？用物理的说法来解释，就是能量守恒，或说动量守恒。被这两个定理限制住，所以它只能走这一条路。不论怎么走，能量还是要守恒。换句话说，一加三变成四以后，这个四的总能量要跟原来一和三跑掉的能量的总和一致，不能不一样。

那么，相克要怎么看呢？一跟二，因为它们相生的机会比较大，所以不是看一跟二。那么看下一组，即一加三等于四。如上所述，因为这个加总的能量是固定的——意即四的能量是固定的，所以如果三增加的话，一则一定会减少。这在中医里叫相克。一与三相克，也就是肾与脾或水和土相克的意思。所以，把五的能量固定的话，一跟四会怎样？二跟三会怎么样？把七固定的话，四跟三的变化又是如何？现在可以看得出来，一跟三、一跟四、二跟三、二跟五、一跟五都相克。然后再把这些都对应下去，就是最后相生相克的结果（见图3.3）。

中医的相生相克理论如果站在现代力学的角度来看，就是从线性到非线性的现象，而这个理论西方的物理学家直到20世纪50年代才导出来。但我们中国人至少三千年前就已经知道了，甚至可能还要更早！

不过，也有些例外的，像是肺金（四）与胆火（六）或传统古书中的心火（零或十一）的相克关系，就不能用能量分配的关系推出来。对照《内经》，《内经》所述也并非全部与相生相克对应，故只有对的我们才要用上。事实上上面提到的相生相克关系，《内经》都有记载；而那些用起来不大对的、例外的部分，《内经》就没有。这十分令人费解。我们是念了现代物理学才晓得这些规则的，所以可以借用、对应，但是古人是怎么导出来的呢？难道他们是直接观察到的？真令人惊讶！

数学、物理与生理的谐波印证

这些谐波的特性并不局限于我们的经络。这个一、二、三、四、

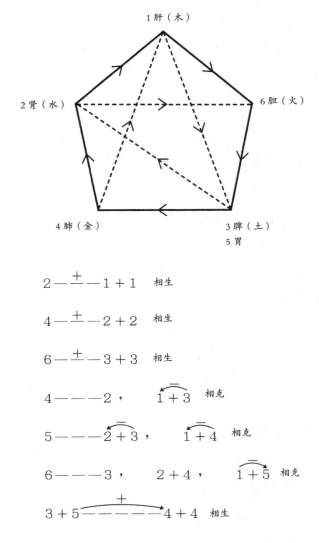

图 3.3 由非线性波动力学之基本规则可以导出中医里大部分相生相克的五行关系。

五谐波，也可以直接这样表示：一就是木，二就是水，三就是土，四就是金，五也是土，而六是火。按照这个规则，就可以去观察天文、推测易经，因为只要是周期性的东西都可以变成谐波。周期性的东西，大多第一谐波的能量最大，第二谐波少一点，第三再少，第四更少。我们的实验结果也是如此。肝是最大的器官，肾是第二大的，第三大是脾，第四是肺（肺虽然很大，但是因为其血液分别由很多血管流进来的，所以它的每个小单位是很小的），然后再过来第五方的是胃，居然跟生理学相符，而且恰好偶数谐波对应的主要器官，如肾、肺、脑的结构也是对称的。

所以，我们做出来的这个分类应该是正确的。因为不论从数学、物理、生理等任何角度看，都会得到相同的结论。这就表示我们现在做出来的这一套理论，大概八九不离十了。大家学会了以后，看病大概能有八十分的把握。

君火与五行对应的讨论

心为君火，但是在谐波上心本身为零的话，在五行相生相克上没有意义，零这个谐波不知道应摆在哪里，勉强要分类的话，可说属十二经。因此，可以说每个经络都由心生，所以补心也就是补十二经，因而心与每一经皆相生。其他的脏，所谓肝肾相生，事实上以五行来说的话，是水生木。至于木会生火是另外的，那是一跟六，是肝跟胆的问题。在中医理论中，不是每一个五行的关系都有用，它只用在图3.3上的这几个关系中。换句话说，《内经》的作者知道哪些可以用，哪些不能用，把它写成阴阳五行，只是方便我们记忆。

我对中医药的一些文献的看法也是如此，中医这些药方常是记忆用的，不是真的实用。举例来说，瓜蒌薤白汤吃起来是没有大用处的，因为它一半是补的，一半是泻的，应该只是用来记忆入肺经的药。又譬如人参败毒散，它是每一条阳经都入的，人参以外的可以入胆经，入膀胱经，入三焦经，小肠经，而人参又可入胃经，故什么阳经都可以入。假如头痛的话，吃这个药，力量蛮够的，当然有用，但是每一经都入的话，会使很多血去往畅通的经，以致不通的还是不通。我们要吃的，应该是对的药：胃经不通入胃经，胆经不通入胆经，膀胱经不通入膀胱经，三焦经不通入三焦经，小肠经不通入小肠经。而且是通头上的这些经，才是对的药。而人参败毒散这味药却是每一条阳经都通的。但是为什么它被写在书上？它被写在书上是为了要让学习者方便背诵一些原则，然后真的要用药的时候，不要使用入已经很通的那几条经的药，只选入那条不通的经的药来用才是对的。

五行说水生木，但是木的能量大于水，所以这个地方不是谁生谁，应该是水跟木相生。不要想成一定是水去生木，而要理解为水跟木两者互相生，木会生水，水也会生木。这只是个口诀，不要以为身上只有肾会去生肝，其实，肝也会去生肾。假如肝虚了，肾脏也会跟着虚，这两个器官互相生，彼此是互相影响的。也就是说一方高，另一方也会高，这个叫相生。不是说治肝病才要去补肾，治肾病就不需要补肝了。这跟我们之前所说的共振理论意思一样，心脏打一个频率，第一个谐波是肝，第二个是肾……每个谐波中间互相会有干扰。在我们发育的时候，心脏打一，我们就有一个肝，然后第二个频率出现才长出肾脏，谐波（器官）就是这样一个一个生成的，是在胚胎发育生长的时候，或是在演化的过程中，不断地长出来的。等到胚胎发育成熟后，这一个接一个衍生的功能就没有了，但是频率都已存在。所以我们老了、生病的时候，身体是按这个五行相生相克的规则运作的。换言之，在先天的发育中，肝发育不好的话，就会影响肾，肾不好就会影响脾。

等到先天长好了以后，为病人治病，用的是后天的规则，也就是所谓阴阳五行。

⤳ 阴阳、五行与虚实、补泻

心脏打出来的是一个波，而且是一倍频率的波，到了与肝耦合之后，又会生出第二个波，就这样不断产生新谐波。肝脏是一个周期正弦波，肾是两个周期，脾是三个周期。也就是说心脏打一次，肝会生出一个基频的正弦波，肾是两倍频率的正弦波，脾三倍，肺四倍，胃五倍……频率越来越高。

五脏属阴，六腑属阳

频率从五以上就算是阳的经络，胃经算半阴半阳，四及四以下的叫阴。一、二、三、四都属阴，六开始是阳，所以说五脏属阴、六腑属阳。然后说"数者腑也，迟者脏也"，振动慢的是内脏，振动快的是腑，《难经》都有记载。然后又说"清阳发腠理，浊阴走五脏"。经络事实上都在体表，腠理主要都在三焦经。第一个谐波就是心跳的一个周期，一个周期振两次是第二谐波，一个周期振三次是第三谐波，它振几次就是第几谐波。事实上我们的心脏打出谐波以后，它在主动脉里面，碰到一个器官就生出一个谐波来，再碰到又生出一个，所以越到外面的时候，谐波数越高，等到了体表之后，主要都是第九谐波了。在内脏的、比较里面的都是低频的波；到了外面、体表的都是高频的波。因此我们在治病的时候，要练内功的时候，要做静功，要保持低频。因为动而生阳，《内经》《奇经八脉》都说"动而生阳"。什么是

"动而生阳"？一动的话，高频就产生了，便只对身体外表层有益。所以要练对内脏有益的内功时一定要静坐、静站，要做静的功，要打太极拳，要慢慢的，这样才对身体有益。

胆经属火，不属木

第六谐波属火，胆也属火。《内经》上说胆经是相火，从来没有把胆经归为木，只是说肝胆两个是互为表里，而胆就是相火。这个规则可以用，但是不要因此而受限。就如同算命是规则性的东西，不可能算出所有突发性的事情。算命不能算出生病，只能算出你这一段时间身体可能比较弱，容易生病。真正生病的时候，大部分都是突发的，否则怎么会生病？所以如果拘泥于这个规则，很多病都治不好了。但在病的正常演化过程中，它是很重要的参考。那么病的发生会不会是从它而来？绝对不会。病一定是《内经》说的内因外因，都是外伤、内伤、外感的影响，才会有病。否则正常老化的人是不会病的，人应该是慢慢变老，应该活到一百二十岁才死，一百岁以前过世都是夭寿。

虚则补其母（与子）

中医虽讲"虚则补其母"，其实不需要区分母和子的。"虚则补其母"是很虚的时候才要补，而且最好是直接补虚，也就是补"子"的部分，但是你不会补"子"，只好去补"母"。其实最好虚哪个就补哪个，实在找不到补"子"的方法，才去补"母"，去找与它相生的。最好的规则是"母""子"一起补。譬如肺虚的话，通常一定也要注意肾，肾虚的人常常肺有问题，肺虚的人常常肾有问题。光补肾经常补不起来。假如肺跟肾一起虚，一定要两个一起补，这个是用药的秘诀，这也是最重要的观念。治头痛的时候，绝对不能只治头痛，一定要把它底下的脏照顾好。所以之前说的"五脏藏七神",事实上头上的循环的根本还是在内脏,所以治头痛的时候光治头痛是无法根治的。川芎茶调散是口诀,只是把入每一条经的药告诉我们,如其中有哪两味入膀胱经,哪两味入三焦经,哪两味入大肠经。那个药方是让我们拿来当口诀背的,真的用起来效果并不好。治头痛的药要加入脏药,这才是"虚则补其母"的真义。

金不克木:肺虚与肝火

从五行来看金与木是相克的,然而从生理学来看,金跟木相克又有什么意义?肝脏除了是酶的工厂,也从事解毒的工作。如一喝酒,就需要解毒,故肝脏的血液循环马上就会增加,这在脉诊上可以看得很清楚。有些西药有毒,但要解剖或切片才能察觉,往往要等到病人快死了才知道。但是实际上一吃有毒的药,肝循环马上就增加了,由脉诊来看的话非常明显。喝酒也是一样,一喝酒第一谐波(C1)的能量马上就会上升,因为酒精要送到肝去分解,而肝的能量本来就很大,多几个百分比就更多了,任何有毒的东西都会造成肝循环的负担。试想,假如肺很虚的话,身上会制造很多毒物,因为氧化不完全,就等于身上缺氧缺得很厉害,会跑出很多自由基来,自由基只是有害物质中的一种,还有其他一大堆废物也会出来,那么跑出来的废物,身体要补救,就通通送到肝去处理。所以一个人假如肺的脉诊指标负值很高的话,肝火就容易大。因为氧气不够而产生的代谢困难,要靠肝去救,因此肺虚的时候会有肝火。但是假如一个人的肺气已经是正了(有余),但是他的肝还有火,这就比较麻烦,说明肝可能真的有问题了。

因此,当我们看到肺的负值很高而肝值正的时候,虽然也有肝火,但不见得是肝病,而很可能是肺病。这跟前面章节所提到的高血压的逻辑一样。平常我们的身体送血到头部是以胆经为主，胃经则送到脸部（也就是头的正面），膀胱经主要到背面。这几个经如果堵住了，到头上的血不够，就只好靠最大的那个经来救，所以这时候肝经的火就会上来，血压就容易高了，所以中医说肝火会导致高血压。但是肝会有火，变成正、有余，是因为胆经或胃经堵住了，它是来补救的，这时候若是开个龙胆泻肝汤，病人一定会昏倒。头部已经没血了，还不准肝经的火上来，那问题就严重了。那么应该怎么去救这个病？我们应该把他的胆经、胃经弄通，而不是去压他的肝火。去压肝火做什么？假如是肺虚肝火，我们不可以压他的肝火，而应该是要补肺。一位好的中医对病的理解一定要到这个层次。

实火与虚火的分别

生理上几乎没有真正的实火，因为最好的生理状态中医称为致中和，而不是哪一条经络能量特别大。只有像刚受伤的时候的实火或发炎等现象，才可以说是真正的实火。因为受伤、发炎，所以身体要来治疗而产生的"火"是实火。这没错，但是这个实火我们也不能把它压下去，而是要让它赶快上来，好送更多的血来自我治疗。

老年人动静脉的压力差会越来越小——在静脉的血会越来越多，而在动脉的血则越来越少。这表示循环越来越差，所以老了才会痴呆。并且就循环来说，越到高频越难供应能量，因为能量本来就少。所以大部分人老了以后，脑容易出问题。不过，患有阿尔茨海默病的人反而比较容易长寿，除非没有人照顾。若有人好好照顾的话他们反而不容易死，就像美国前总统里根，活了九十多岁。这是因为脑子一直萎缩，到别的器官的血反而变多了——脑子本来就是纯消耗的。

五行相侮，心法与口诀

"相侮"就是前述的相克，比如说肝火一大，它就克肺，但是事实上是倒过来的，肺虚才会有肝火，也就是金不克木所以木有火。这刚好符合生理的规则。如前面所述，肺虚是因氧化不全所生，而毒素需肝去解。又譬如说心肾不交，这也刚好符合生理规则，所谓肾水不克心火，也就是静脉回流不好，因而心脏输出无效力。现在能画成五行的这些规则，是我们治病时的第二个层次。平时我们的处理，当然是直接肾虚补肾，脾虚补脾，这是第一个层次。但是诊断上不那么确定的时候，或者是在疾病恶化的过程当中，病情是越经走而不是循经走的，这时并不容易判断它的路线，因此就要用到第二阶的方法了，也就是前述的治病的第二个层次。当然，我们真正在治疗的时候，大部分都只需用到第一阶的方法。肾虚补肾，脾虚补脾，一百个病人就能治九十个了。现在提出的这几个是我们常用的，但是其他由五行相克导出来的部分，医书没有特别记载，包括《内经》也没有提。

中医留传下来的许多文献是口诀而不是心法，心法跟口诀不一样。口诀是让我们记诵的，没有教我们怎么用。就像《九阴真经》，即使都背得很熟，武功仍不会练，因为没有心法。而现在留传下来的大部分又只是口诀。如果你去看马王堆练功的记载，会发现那也都是口诀。口诀是入门时用的，如果紧抱着口诀就以为懂得中医的全部，那就错了。即便川芎茶调散已经背得很熟，也不一定能治病。口诀只是一个让人方便记忆的设计。比如说《三字经》，那是教导我们做人做事的口诀，但是光会背诵，就真的完全会照《三字经》做人做事了吗？不管《三字经》如何顺口，哪怕就像一些顺口溜一样，它们都只是将传播的信息设计得很漂亮让人便于记忆而已。我们中国早期的那些药方，也写成了很顺口的口诀，念起来押韵，让人一下就能背下来。很多针灸的重点也是这样，它是让人记忆用的，但背熟了以后不能光靠这个治病，还是要学习真正的诊断重点在哪里。一个是口诀，一个是心法。心法是告诉你应用时要注意哪些事情，又有点像是法令的实施细则，没有实施细则，法令就无法执行。

⇒ 外伤

外伤是导致身体发病的很重要的原因之一，但又是最不易以传统的方法诊断的因素。例如小孩跌倒，如果跌得重，摔一下就驼背，对循环的影响当然会很大。即使是脊椎骨稍微歪斜、胸部摔得稍微重一点的伤，也都不容易自己好。没有一个小孩子会从不摔跤，只是大部分不那么严重而已，受伤了身体的循环会自己进行调整。通常是发黑、发青了几个星期都没消才算严重。

由脉诊找外伤病位的方法

严重的外伤是那种由脉诊上可以看出来的，进而可由脉诊找到位置的外伤。这可以是新伤，也可以是陈年老伤。一定要打开衣服来看，才好精确定位。通常起先看到了还不怎么样，但稍微揉揉处理一下，那个大略形状就出来了。病人可能想了半天才想起是小时候跟大人下田时被人用锄头不小心打到了，肿了两三个星期才好。你就知道虽然患处已经不痛了，但是病一直在那儿。所以咳嗽、高血压都会跟着发生，而病因就是这小时候的伤。一旦处理好就没事了，血压也会降，咳嗽也就好了。

　　找到受伤的位置是最难的，假如不会看脉诊，绝对不知道病是由伤而来的。有一些外伤，不只是很难诊断，有时还会发生误判。打针打得太多了，肩膀或臀部的循环也可能完全堵塞。什么样的病人都有，如果说哪个伤可以由脉诊来辨别是撞击性外伤或是打针的伤，那是骗人的。我们只能看到有伤，怎么来的还是要靠自己的判断。譬如若是臀部这个位置的伤，当然大多是打针打伤的，很少有人这个部位会受到外伤。伤在胸口、头上的外伤最多，一大堆高血压、脑部疾病都是这个原因所致。

　　要从脉诊去看外伤引起的疾病，先找到粗略的位置是最重要的。如能先找到1/44的位置，再进一步确定更小的范围就很容易了。通常若要找出更精确的位置，仍要用问讯、接触甚至猜测的方法。例如已经知道是上焦胆经出了问题，大概就是这些地方，那就在这些地方摸一摸，如果病人感觉很痛，那就是找到了。但是如果完全不知道伤在哪里，全身到处去找就太难了。外伤发生后它已经堵在那里了，若没有把它解决掉，就会由一个地方堵进而慢慢扩大，等到变严重了就蔓延到相生的经络，此时就要使用相生相克的规则。到目前为止，我们觉得外伤引起的高血压最好治，大小医院的西医都要病人长期吃药，但中医其实很快就能治好。这种外伤最好治，最讨好，只是要先知道伤在哪里。

外伤引起的经络堵塞容易治

　　姿势不良造成的又是另一种外伤。因为是长时间畸形造成的，所以久而久之容易成为内伤，比较不好治。最好医治的是直接的外伤，只要把受伤的外因用刮痧等方式去除，病人很快就好了。老人家、小孩子都一样。

开刀带有伤痕，也是外伤。只要是疤长不好的，都会影响气血，真正好了的疤几乎什么都看不见，连亮亮的淡痕都看不见。更不要说长得畸形的疤，气血绝对会受它影响。疤长在哪一条经上，就是伤到了哪条经络。疤长不好的话要一方面吃药，一方面物理治疗，等到疤几乎完全不见了，这才算好。

外伤引起的高血压也很容易治。因为心脏很好的人才会发生高血压。身上有堵塞，而心脏又很有力，在用力跳，这才引发了高血压。假如心脏有毛病的话，它就跳不动了，血压自然就会下降，也就不会有高血压了。不过很多冠状动脉及其他心脏病其实也是长期的高血压造成的，因为心脏长时间超载。但是等到冠状动脉堵塞或是心脏缺氧乏力的时候，高血压就好了。只有高血压会造成心脏病，心脏病不会造成高血压，这个因果一定要明白。高血压会造成心脏病，因为高血压的时候，心脏是超载的。

阴阳辨证：能量分配与体质虚实

频率越低能量越高，所以阴分的病比较不好治，因为能量很大了，要再多加一点或是少一点就很难。一般说来只有阳分的病，也就是体表的病比较容易治。但是阳分的病，如果是大脑的病就比较麻烦。大脑的病多是从阴分来的，所以说"五脏藏七神"，内脏是好的，能量能维持，才能把能量送到高频去。譬如说脾经（三）会帮肺经（四）的忙，也会帮胆经（六）的忙，因为胆经是倍频。所以假如脾很虚的话，第六谐波、第九谐波也会跟着下来，头上的血也就没有了，因此治病的时候要注意这点。这也是为什么川芎茶调散不好的原因，因为它没有顾到阴分。它含有补胆经、小肠经、大肠经及三焦经的药，但是吃了之后，病并不会好——头痛第一天吃了有效，第二天就不行了。为什么？底下都不顾好，再拼命往上拉，就变阴虚了。所以我们平常宁愿开人参败毒散，因为这个方子能把脾顾好了。但是肾虚的话开人参败毒散又会更坏，因为人参是补脾伤肾的，假如病人肾虚还给他吃人参败毒散的话，有害无益。

所谓辨证论治，难的不只是辨证病理本身，最难的其实是考虑病人的体质。我们要知道病人本身的体质是什么，不然的话就老是这个方子治这个病、那个方子治那种病，永远只会治枝枝节节的病。以最简单的方式而言，一定要会判断肾虚或脾虚：第二谐波、第四谐波、第七谐波虚是阴虚，是肾、肺、膀胱虚（心血虚）；如果是第三谐波、第六谐波、第九谐波虚则是阳虚，是脾、胆、三焦虚。病人至少有这两种体质。一定要会判断，否则我们的方子将会对一半的病人无效，或者至少会治错一半。所以一个方子顶多对百分之四十的病人有效就是这个意思，这个世界上大概有五成的病人的第二谐波、第四谐波、第七谐波是负的，五成第三谐波、第六谐波、第九谐波是负的，随便开方子的话大概就有五成开错的机会。加上其他辨证再稍微错一点点，一个药方能对四成的病人有效就很好了。所以说不会看体质的话，一个药方最多只能对百分之五十的病人有效。

健康与养生之道

第四章

日常养生的脉诊运用

≈ 内外伤，过敏与呼吸法

既然以共振循环理论为基础的脉诊，能够合理地解释很多困扰中西医多年的理论与实务问题，或许也能够对日常养生的运用提供一些独特的观点，供大家参考。

内伤与外伤

一般说来，中医的治疗像针灸、推拿、刮痧等属于外治的多、内治的少，因为以经络为基础的医理比较容易处理外治。内脏与经络是循环里外的两面，属同一个系统，而我们大部分的疾病及外伤，都是从外往里走的，很少是器官部位受伤的。除非是吃了很多油脂，身上的甘油三酯多了，或者是身体中毒，才会是内因。若是内因就要以控制饮食或排毒的方式来慢慢改善。大部分病人的病都是因外伤而起的，除非在血液中能找到很奇怪的成分，否则内脏的问题也多是从外面来的，所以在治疗上要特别注意这一点。治肺病并不是直接治肺，而应通过治肺的经络及肌肉来治疗。治肝病也不是直接治肝，要去治肝俞穴附近的问题，也就是中医所说的外邪。现在很少有像肺结核那样的病菌能把肺吃掉三分之一的病，这种病人现在也很少了。肺如果坏掉三分之一的话，一定会发生高血压。我们身上的器官（包括脑）备用的部分约有 85%，部分坏了就由备份来顶替。肾脏也是一样，肾脏只要其中一个还有 1/3 左右的功能正常，外表就看不出异样来。肺也是一样，不过现在空气实在太脏，所以肺的问题非常多，若在脉诊上看到病人的肺有三四个负号，就知道他的肺有麻烦了。

过敏与小儿过敏：三六九脉

小孩子循环的特点与大人有什么不同？我们的实验对象并没有针对很小的孩子，实验过的最小的孩子也没有小于五岁的，他的循环看起来跟大人差不多，只是分配不大一样。古时中国人认为小孩子的脾胃比较弱，这大概看得出来，从脉诊上来看，脾、胃血循环的量是较少，但是其他的指标跟大人差不多。小孩在发育的过程中会有补偿的作用，如果有很好的营养、运动，身体自己就会把缺陷救起来。因此，不见得小孩子就容易发气喘。如果从小孩子脾胃比较虚来看，脾经是和过敏特性有点关系，我们从第三谐波、第六谐波、第九谐波大概看得出来他是不是容易过敏。通常过敏是因为反应过度，而反应过度有两种原因：一种是反应不好，也就是说起初少量细菌来的时候不反应，等到细菌多的时候就过度反应；还有一种是细菌来了就过度反应。所以所谓过敏有两种类型，一种其实是不反应，等反应了就过敏，另一种就是随便一点刺激就过敏。所以这两种反应一种是虚的、一种是实的，这在脉上看起来不一样，一种是第三谐波、第六谐波、第九谐波的能量是负的，一种是第三谐波、第六谐波、第九谐波的能量是正的。正的一定会过敏而且不容易治；第三谐波、第六谐波、第九谐波能量是负的则不一定过敏，而且即使过敏也比较容易治。所以，不管看到第三谐波、第六谐波、第九谐波的能量是正的还是负的，都可能是过敏，虽然表现不一样。假如同时在三焦经第九谐波上有其他问题的话，常常是皮肤问题，因为三焦经走腠理；假如跟胃经一起不好，就会食物过敏；假如是肾经也有问题，就可能气喘。所以还是要看体质。过敏是一种体质，会跟着患者身体的状态不同而表现在不同的地方。尤其是第三、第六、第九谐波能量为正的过敏很难医治，但还是可以设法减轻症状的。

就循环的观点来说，高血压没有实证而都是虚证。过敏的实证还是可以控制的，像红斑狼疮很多都是实证，就是第三谐波、第六谐波、第九谐波的能量是正的，但它还是可以控制的，只是一般说来比较难根治。如是虚的过敏就很容易治，治好了也不容易复发，因为原本是循环不好所以反应迟钝，对外界来的刺激不反应，得等刺激太大才过度反应。因此只要把循环调理好，把脾补起来，就会慢慢痊愈。像红斑狼疮则是自体免疫，自己的刺激也过度反应，这就很难治了。一般而言只能控制病情，很难根治。

胸式与腹式呼吸法

曾有人问：胸式呼吸跟腹式呼吸在养生上有什么不同的效果？我们可以这样来看。胸式呼吸的话，右心室的负载较小，因为胸呼吸会帮忙把血挤出来。但是用腹式呼吸的话，静脉回流会好，因此会补肾。所以肾虚的人，最佳的治疗方式就是多练腹式呼吸。我们百分之五六十的静脉的血都藏在肚子里，所以当你不断地去挤压它的时候，静脉回流就会变好。当我们用腹式呼吸法的时候，左心室的负载会变小，因为腹式呼吸会帮忙把血挤回去。所以只要好好深呼吸对心脏都不错。

不同的呼吸法，对心脏有不同的帮助。若要对左心室、右心室都有益，最好全面呼吸。胸式呼吸会增进右心室功能，而腹式呼吸会增进左心室功能。练气功是在锻炼循环器官，除此之外，呼吸也是很重要的强健心肺的方法。

气行血与练功运气

所谓"气行血"，就是压力到某个位置了，只要有一个开口，血就会喷出去。所以"气"就是那个压力。那个压力已经准备好了，开一个口就气行血了。那么练气功的人有什么能力呢？他可以控制自己的血管跟器官的弹性。这本来是我们交感神经跟副交感神经的工作，但就像练瑜伽的人有的可以控制自己的心跳一样，练气功的人也可以控制自己的血管跟器官的弹性。我们曾做过相关实验，练气功的人运气去肾的时候，我们量他的第二谐波，真的可以看到第二谐波的能量变高；他说运气运到肝去了，他的第一谐波就升高，真的做得到。

但是这样对身体有没有好处？其实可能是蛮伤的。因为你一运气的时候，一定是把其他地方的血挤掉了。可能把其他地方的血挤掉50%，特定部位才会多5%，所以没什么好处。一般来说，这种刻意要把"气"调来调去的，都属于外功，那种不刻意调气到哪儿去的，属于内功。内功比外功好，尤其站在治病的立场上来说。为什么呢？因为内功靠的是自动控制系统，我们的自动控制系统有一种能力，就是自己会调控血，循环越不好的地方越会自动供应较多的血。所以很多人说胃不好，那么练功的时候要不要把气引到胃去？我的建议是乖乖地练功，身体变好了，身体自然会把胃的循环恢复，而且会以最正确的方式去改善。假如不知道这个逻辑，把气带到胃去，说不定反而会伤了肝，结果胃病好了却得了肝病。不然你以为胃的血是从哪里来的？身上的血就只有那么多。好比你总共只有那么多钱，全拿去吃东西，就没有多余的钱买衣服了。这是完全一样的道理。

☞ 经络循环与原理的运用

　　用药的规则与经络息息相关：每个内脏与经络都有一个共振频率，如足少阴肾经与肾是同一个共振频率，所以只要增加第二谐波的能量，能量就会跑到肾脏与肾经，那么到肾脏与肾经的血就会增加。因此在治疗肺衰竭的病人的时候，只要增加去肺的血压波（第四谐波）的能量即可。所以也可用气功、针灸、推拿等手段增加送去肺的能量。这样肺就不会衰竭，肺病就会好了。知道这个道理，治病就很简单，而且有很多不同的治法。但原则是心脏要好，也就是在循环系统刚开始运转不灵的时候就要治了，不要等到各经络负债累累再来治，那就来不及了。所以中医与西医在这个部分是不一样的，西医是要等到病人病重了才知道怎么办，还没严重之前是没办法治的。如肾虚、肺虚也都补不起来，高血压也不会治。所以说，西医是治人不死的学问，中医是让人活得快乐的学问。

伤风时细菌感染与循环

　　为什么手一吹风，就会流鼻涕、打喷嚏？细菌感染的速度真的有那么快吗？其实是因为原本鼻子和喉咙内已有细菌，手一吹风变冷，细胞便因而变硬，共振变坏，血压波无法传送养分与氧气给细胞，血液循环也就没有了。这个循环的变坏不仅体现在手上，同时整个经络都会受到影响，因而流到鼻子及喉咙的血也同样减少了，细菌就活跃了起来，所以才会流鼻涕、打喷嚏。其实一些得道之人死后身体不腐，可能也与细菌有关——得道之人，身上干净，没有细菌。所以生前少吃食物、多喝清水，死后就会像一个放在冰箱中的干净的橘子，过几天脱水成橘干了，肉身还是不坏。但如果是一个遭细菌感染的橘子，那就会发霉了。

背上俞穴与内脏疾病

为什么治内脏的病要从背上下手呢？首先，人的脊椎骨一定要正，因为大动脉后面是脊椎骨，脊椎骨一弯就会压到大动脉，振动就会不顺，身体就开始不健康。脊椎骨压到不同的位置，就会产生不同的病。背上所有的俞穴都是掌控内脏血循环的枢纽点，因为脊椎旁边都是交感、副交感的神经节，它是掌控内脏与进去内脏的血液的自动控制系统。所以当俞穴被压到时，交感、副交感的神经节就没有血了，就如同电脑没电一样，就没有能力去掌控了，所以那个器官的供血就不正常了。脊椎直直的是因为两旁肌肉的力量在拉它，有些人会下背痛就是因为两边的拉力不平衡，如果有一边一直拉它，造成疲劳或是萎缩，脊椎就歪了。若进而妨害大动脉及膀胱经上的穴道，就会造成循环上的重大障碍，引发内脏病变。

分辨左右针法与疾病虚实

针后离心端的血会减少，可是阿是穴是否也可用针呢？对阿是穴而言一定要用补的手法，否则最好是用灸的（例如膀胱经俞穴的治疗，如不会补的手法，以灸为佳）。如左大脑的胆经痛，最好是针右腿的胃经足三里穴，因为针右边的足三里，则左边胆经的血会比右边高，治疗的效果就会比同侧的好（灵龟八法之原理）。但是针同侧有没有效呢？还是有效。因为针胃经的话，即使第三谐波、第六谐波、第九谐波是同侧，近心端的能量还是会大起来，同侧胃经远心端的能量则会小下去。所以如果是右脚胃经的伤，则针左足三里仍会有效。

大部分中医所说的实证（功能性）大多还是虚证（循环受阻等）

所造成的，几乎没有真正的实证。如高血压，因为心脏太有力而看起来很像实证，但其实高血压还是虚证。而且大多高血压是因为脑部循环中某一条经缺氧，所以其骨子里仍是虚证，只是表面看起来是实。要找到病因，也就是真正虚的地方，并把它治好，这个病才能根治。西医是看到高血压时就把实证病因拿掉，让心脏没有力气跳，结果虚的地方并没有治好。譬如章孝慈先生是因为左边的太阳穴受伤缺氧而导致的高血压，如果不将伤治好，遇到天气转寒，高血压立刻就会发作，进而造成脑卒中！一般而言，胆经受伤，胃经、膀胱经要来补救，因此第一步是上焦的胃经、膀胱经的血循环会先升起来，所以会看到第五、第七谐波的正值都非常高，像是实证。然后会在胆经第六谐波的相位上看到不正常的现象。这些虚火的表现，看起来很像实证，像是胃经、膀胱经的火，但其实它们都是胆经受伤所造成的虚证。

共振波长与脏腑阴阳

比较软的弹簧波长比较长，所以低频经络的振动波长也比较长，补充能量的穴位点就可以比较少。身体前面是阴面，自己拍拍看就可知前面比较软，所以前面阴面穴道点的位置距离就比较大。第一谐波的波长是第二谐波的两倍，是第三谐波的三倍，第四谐波的四倍……所以愈低频，波长愈长，它一定是在愈软的地方，所以肚子要松，经络的运输才会好。阴面穴道的相距位置都很远，穴道也很大，扎错一点位置也没关系。可是背后就很硬，尤其是膀胱经很硬，胆经也有点硬，到手上的经络更硬。这些硬的经络，穴道的相对位置就比较密，波长比较短，所以需要较多的加压站来帮助它们共振。

简而言之，高频的属于阳的，也就是振动比较快的，穴道组织比较紧的，自然频率比较高的；低频的属于阴的，也就是比较软的，穴道组织比较松的，振动比较慢的，自然频率比较低的。

保护肺脏与矫正脊椎的重要性

有些人的肌肉愈练愈大块，但并不会因此更健康。国外的百米短跑运动员都很壮，但是很多四五十岁就过世了。所以说西方对于运动的整个逻辑是有问题的。肌肉过度发达，会造成心肺过度负担，又怎会健康？站在治病的立场，心与肺是一体的两面，肺不好，心一定不好。心脏被肺在四周包围着，犹如心脏的避震器。肺不只是在交换氧气，也在以避震功能保护你的心脏。所以第一要保护肺脏，然后不要让经络堵塞。治病就是要把堵塞之处疏通好，因此最重要的一个条件是骨头的位置一定要对。最大的骨头就是脊椎骨，它一定要正。如果脊椎歪了，歪在哪一个俞穴的位置，哪个内脏就会衰弱。脉诊时，左手可看左边的内脏的表征，右手可看右边的内脏的表征。偷懒时，男生可只量左手，女生只量右手。通常70%的男性的左边和70%的女性的右边容易生病。所以中风的男性多是左边出问题，女性多是右边出问题。

鼻病与痔疮难断根

鼻子的病很难治。鼻病可略分为五条经络的问题：（1）肾虚；（2）胃火；（3）肺虚；（4）大肠虚；（5）膀胱虚。以上这五条经只要任意一条有点问题，鼻子就会出毛病。很少人这五条经络都没有问题的，所以鼻病很难断根。痔疮也是大多数人会有的，差别只是轻微有些痒和严重成块的不同。为何这两种病几乎每个人都有？因为鼻子这里有太多的经络在此交会。通常鼻子不好，也反映在咽喉（即食物的入口）处，那个地方也住着细菌。而肛门是另一出口，也有很多经络经过。

头病要先注意脖子

其他如习惯性中暑、偏头痛等头上的病，可能是膀胱经与胆经有问题，因此要注意脖子，也就是心脏输出到头上的循环是否有障碍。受热只是个近因，事实上是原来头的循环就不太好。所以偏头痛的人就很容易中暑。

偏头痛是脑的一边循环不好，失眠也是。治失眠也是把脑的循环改善就好了。原本失眠的人是因为脑循环不好，缺氧，而人睡觉时，肺活量下降，脑会更缺氧，因此生理反应的本能就是不让人睡觉，所以才会造成失眠。医治的时候就要从改善脑的血与氧下手。偏头痛、失眠、多梦甚至高血压、痤疮等等，其实大多是同一个原因造成的，就是头上缺氧或缺血而已。有人高血压，吃西药会昏倒，吃中药（像龙胆泻肝汤）降肝火也会昏倒。这是因为高血压如是因头上缺氧所致，则肝经会以增大能量来补救，结果吃中药又把肝经压下去了，或吃西药减少了心脏输出，那当然会昏倒。

姿势与心情，推拿与开刀

治病或保健有两大重点：（1）姿势要正，让每个骨头都处在对的位置；（2）心情放松，让每根神经都处在最低能耗的状态。如此一来就什么病都会好了。生病的过程就是一个穴道先堵住了，再堵另一个穴道，一个一个堵下去，最后整条经络都堵了，内脏也开始坏了。

推拿穴道要看推拿的手法，最好是既有针灸的功效，又可把废物推出去。推拿的手法有几百种，但基本逻辑都是把阻塞之处推拿疏通好，同时让此处产生共振，把新的血引进来。一方面除旧，一方面布新，这才是最好的手法。

西医开刀，同时把瘀血放掉、腐肉切掉，也就是把堵塞的地方打通了，因而病也会好。但是最好不要留下太多伤疤，免得又成了新的淤塞。西医以前开刀剖宫产子，是用横切的，现在又改为直切，这是因为直切的预后比较好。横向开刀的话，经络都被切断了，预后当然不佳。根据西医理论，应是横向开刀，肌肉才容易长回来，可是经验累积却发现还是直切好。西医很多是靠经验法则，他们的经验一直在累积当中，虽慢却持续地前进。中医虽然有很好的理论基础，可是陈义过高，后人不能了解，反而一睡千年，因此中医的未来要靠大家一起努力。

☞ 经络与季节的关系

古书常说春弦、夏洪等等，我们在实验上都看得到。这个逻辑是什么？我们现在不要再去背原来的那些口诀，以前的人是懂了以后再去背口诀，去帮助记忆。如果我们只是背口诀而不懂原理的话，就会害死人了。我们现在对四季脉的变化必须换一个角度想，由循环的原理去想。

体温与四季治病：冬补肾、夏补脾、春补肝、秋补肺

为什么古人说冬天要补肾？冬天的时候天气冷，所以血液循环一定要往体内走，这样就可以维持温度的梯度，把内脏弄得热热的。同时体表温度不能太高，假如体表温度很高的话，体温就很快就会降下来，热就散掉了，这是一个传热的问题。冬天的时候，体表温度最好维持在 20 摄氏度，内脏维持在 37 摄氏度，否则新陈代谢就不能维持

了。然后我们再穿很多衣服，避免因为外界温度太低使得身体不断散热。所以到了冬天，我们的血液循环一定要集中在内部，不能到体表。这时候治肾的病最好，因为肾经本来就在身体的最内层。原来还要归经的药，现在就不用了。血通通往骨头跟内脏走的话，吃了补肾的药自然就补到了，所以冬天补肾的话见效很快，一下子就补起来了。

到了夏天就要反过来。内脏的热散不掉，所以血液循环通通散到体表来，都在腠理，这时候摸自己的皮肤，一定感觉热热的，还要吹电风扇。体表最好有 38 摄氏度，好把身体里的热都散出来，因为外面的气温已经是 36 摄氏度或是 33 摄氏度了。我们的体表只好加热，假如体表很冷，外面的温度还往体内跑，里面的热怎么散得掉？因此血必须往体表流动。这时候脉就会比较洪了，因为血在体表流动，而且流动得很快。因为温度高、组织都较软，而且弹性好、阻力小，所以对心脏的负担比较小，血行也会比较强，假如心脏有什么病这时候治就比较容易。

脾与心脏相似，也与体表之气有关。因为第三谐波（脾经）、第六谐波（胆经）、第九谐波（三焦经）相生，而第九谐波为腠理之气，所以消暑之补品多为补脾，因为这样才能使气往外散，使循环往体表散热。春天刚好是里外交会的时候，不里不外，所以治肝、治肺的效果就很好。

这样子四季的脉我们就都懂了。去背那些春脉弦、夏脉洪什么的，不如仔细想背后的逻辑，血液循环一定要根据这个逻辑运行，体温才能维持，人才能活得很好。血液循环是这样的状态，因此我们根据时令来治病就好治了，甚至都不需要去用药引，引了半天引得好累，还不一定有效果。这时候善用补药，补药自然就会去你要的地方了。这就是四季治病的逻辑。

在一个很凉快、微冷的地方，夏天也一样可以治肾病。血液循环是随着温度、季节而改变的，《伤寒论》适用的环境一定是北半球，到南半球就反过来了。

春天补肝，秋天补肺，这是我们的脉指导的，肺跟肝两个都是半里半外，肾是最里面的，然后所谓心脉跟脾脉都是最外面的。

预防四季病与保护、强化体质

冬病夏治是要我们预先治疗，也就是预防医学的逻辑。譬如说一个人容易咳嗽，那是秋天发的病，医生会说夏天就不要吃凉的东西，从夏天开始保养，秋冬就不会发作。然而真正的治疗时机不见得是那个时候最好，基本上这只是预防的逻辑。身上暖一点的部位血液循环一定比较好，冷一点的部位血液循环一定比较不好。但如果身体好，就不在乎这一点。古人说让小孩子穿少一点，刺激他御寒的能力以增强抵抗力，假如这个孩子很健康，给他刺激确实能让他更健康；但是假如他本来就弱的话，就要保护他。就像年轻人跑步是在刺激心脏，但是如果有心脏病的话，还可以这样跑步吗？又好像外国人的小孩长年穿短裤，如果这些孩子的气很足的话，如此当然可以刺激他，让他更强。所以说，这个问题事实上没有一个标准答案，小孩子的身体很好，还给他穿很多的衣服，反而会使他长大以后更容易生病。但是假如他已经很弱了，在咳嗽了，还不给他穿衣服，这怎么行？当然要先让他穿暖一点，先把身子保养回来再说。重点就是在健康的时候，可以让他接受刺激，尤其是小孩子。老人家当然没办法，气血都已经衰了，再刺激，心脏就会报销了。不过如何照顾要视小孩子的体质而定，不要过度保护他，过度保护的话绝对是伤害。

≈ 中西医应相辅相成

中药、西药可以合用

目前对于中药、西药能不能合用的问题，还颇有争议。在中国台湾都认为不行，但是在中国大陆却是中药跟西药一起用的，事实上用得很好。台湾地区不准中西药一起用，其实是一种利益纠葛，因为某些"官员"认为中医不能开西药，那么中医只好也说西医不能开中药。其实这不是绝对的。举例来说，唐飞先生（2000年）曾经患有肺炎，一直吃抗生素，但为什么老是没效？抗生素杀菌力很强，这是任何中医药所无法比拟的。可是为何吃了抗生素还去做高压氧治疗？吃了抗生素这么有效的药，又去做了高压氧治疗，但为什么他的肺炎没见好？这应该是他肺经的循环很差，吃下去的抗生素其有效成分到达不了伤处，所以一直吃抗生素也不见好。正确的做法应该是先吃抗生素再加补肺的药，血液循环就会将药物的有效成分带到肺来，而更好的做法是疏通那个伤口造成的瘀堵。血液循环顺畅了，白细胞、抗体，加上里面的抗生素都会过来，伤口就会好得很快。其实不需要用抗生素，只要把血液循环弄好，这个伤口的循环一改善，血液中的白细胞、抗体自然会发挥功能，不用抗生素伤口也会改善，只是复原时间会拖得比较长而已。如果伤口附近的循环不好，吃了有效的抗生素，抗生素的有效成分还是会被血液带到循环很好的地方去，然而那些地方并没有细菌。另一方面，抗生素都是有毒的，吃了一大堆药，肝和肾反而被伤害了。

改善循环是从根本上治疗

西方的整个循环理论是不精确的，他们不知道怎样治疗循环病。

我们要向前推进一步来看生病的原因，就拿扁桃体发炎来当例子。为什么会发生慢性扁桃体炎？很简单的道理，因为细菌躲在这里，因为口腔最容易让细菌进驻。那么该如何将细菌赶出去？答案是"把血带到那里去"。扁桃体在上焦胃经的位置上，最好用的方法就是多按摩几下，没事就揉胃经，尤其是颈部，如果痰能一直顺利出来就好了一半了。天天吃抗生素反倒不一定有用，不吃药光这样多按摩几次，就好了一半了，所以病没有那么难治。不管你吃不吃药，重点是要把血液循环给调理好。不管治什么病，血液循环好，再配对的药，就会有功效。就杀菌来说当然西药是首选，但是血液循环不来，做什么治疗都是事倍功半的。我们曾做过一些实验证明穴道是循环的一部分：如果往穴道上一压，同一经络上的脉波数据就会往下掉。这个现象表示，只要压其中一个穴道，沿着经络上面一点、下面一点，各处穴道的循环效率都会降下去。所以，要改善胃经的循环，就要疏通整条胃经，而阻塞的穴道就是重点，上上下下的穴道都要复健，对侧的胃经也要一起复健，这才能真正有效改善循环。再加上有效的抗生素，就能从根本上对疾病进行治疗。

开归经中药促循环

循环要如何调整？首先得知道哪里的循环不好。循环不足的地方，缺氧值就很大，表示缺血缺得很凶。开口开得很多的地方，血压的供应就不够。这个时候假如能够让压力增强，流进器官的血流一定会增大。这就是为什么要在治疗的时候，看缺氧指标最大的区域是哪里，只要对那里增加能量的供应就治好了。因为那个地方虽然缺血，但是生理功能仍属正常，只要让血压增强，供应器官的血量就会增大。

用中药还有一个好处。假如一个地方缺氧指标不高，我们却用药增加此处的血压，换句话说就是用药用得不对了，把血压升得更高，但这时我们生理上的控制会自动让开口开小一点，里面的血液循环的流量并不会因为开错药而增加。所以中药相对来说开错药的影响比较小，它中间有一个缓冲的区域，而且这个区域还挺宽广的。怎么说呢？这个自动控制系统不但局部可以控制开口大小，还可以控制供血量。所以通常治病的时候，要特别注意开口已经很多的地方，那也就是缺氧指标较大的位置。遇到紧急状况时，增加血压的措施需要谨慎，如果这个地方的循环已经好得不得了，就不要再补了。好比有些人其实肾已经强得不得了，还猛吃补肾的药，那就不对了。应该是哪里需要才补哪里，这才是最好的用药之法。

中药开错了也会出问题

中药开错了什么时候会有问题？譬如说他的脾经（第三谐波）已经很虚了，已经缺氧缺得很严重，小动脉的口开得很大，结果却开药去补肾，这个时候就会恶化。换句话说，大部分中药，要到极端不对时才会出现问题。中药误下的概率要比西药少很多，所以中药的副作用严格讲起来也少很多，它的错误大都在身体可自行调控的范围内。中药是在调控我们的能量供应，但我们自己身上还有一个调控能力可以补救。不像西药吃了之后，药性强烈，且因为有毒，一定会伤到身体，在肝去解毒前，毫无化解的方法。中药的这一缓冲机制，可以弥补许多开错药的问题，除非开了完全相反的错药。

不过，不要以为中药是吃不死人的就随便开药。开药还是应该尽量避免开那种有毒性的，乌头什么的不要开，因为那是在紧急状况下才会用到的药。会用药的话，根本不必用到那么强的药，乌头就像是西医打的强心剂。其他最怕的就是将第二谐波、第四谐波、第七谐波与第三谐波、第六谐波、第九谐波判断错，这是最大的错误。一个简单的区分方式，第二谐波、第四谐波、第七谐波是阴，第三谐波、第六谐波、第九谐波是阳。阴是固本的，阳是御敌的。阴虚阳虚的开颠倒了，这个是医生的大忌。我从来不建议使用有毒的药，也不赞成开强心的药，甚至四逆汤原则上都要少用。我只建议用非常温和的药。事实上，采用温和的手段，病一样会好，重点在于是否能确定堵塞的位置。针对人体 1/44 的部位，这是最主要的。诊断到 1/44，开药也就能精确到 1/22，因为用药对左边右边是很难精准把握的。但是物理治疗可以准确到 1/44。

物理治疗的重要作用

物理治疗为什么那么重要？因为只靠心脏能量自己治疗的话，效果比较慢。心脏本身只有 1.7 瓦的功率，仅靠心脏去冲，也许需要冲几千次才会通。但是假如我们用手，以推拿或按摩的手法来治扁桃体发炎，那么手指随便捏捏就有 2～3 瓦的功率。心脏一共才 1.7 瓦的功率，能分到咽喉这里的，恐怕连 0.01 瓦都不到。穴道约有 360 个，1.7去除以 360，再加上内脏也需要能量，可想而知分到一个穴道上的能有多少，有 0.01 瓦就不得了了。如果用手去捏，轻易就能达到 2～3 瓦，立刻就能打通血路，当然比较有效。如果配合吃药，再靠心脏自行运作，也有帮助，但是帮助并不大。一定要借助外力。大陆的推拿手法听说有 600 种，其根本无外乎用手来代替心脏把能量送过来。用手可以推到 2 瓦以上的功率，原来靠心脏打不通的，靠推拿就可以了。

从另一方面来说，仅凭心脏打通血路有什么好处呢？好处是它绝对配合我们身体的需求。因为它是配合身体的共振的，一定能满足身体的需求。外加的力，同步性可能较差。但是在堵塞很严重的时候，

171

还是要靠外力帮助疏通，让血顺顺当当进来，然后修补、改造的工作再让心脏和血管来执行。这样子身体的共振就又可以恢复到跟心脏完全匹配的状态。总之，要想快速突破，还是要靠外力，针灸也好，推拿也好，按摩也好，整脊也好，反正一定要用物理治疗。所以就治病上来说，一定要内外兼治，里面就靠药物或运动进行治疗，外面就直接做物理治疗。

走火入魔与安慰剂效应

直接做物理治疗一定要知道治疗的准确位置，否则就会犯跟用错药一样的错误，通的地方更通，不通的地方更不通。所谓练功走火入魔也是这个意思。老是去通那些很通的地方，最后那个通的地方就短路了，结果能量一送，能量都从那个地方跑掉了，弄得其他地方没了能量，就容易走火入魔了。练功的人，是用意志力去疏通某条经脉，但是只通一两条经脉是没有用的，还不如让身体自主地去控制，产生安慰剂效应。让血液循环自己去送，让它自动去控制，自动控制才是最重要的。有效的治疗其实也是循着安慰剂效应的进行，只是通过外力配合加强了这个效应。毕竟身体内有着成千上万的感应器及"电脑"，身体对自己的了解是最精确的。所以误下中药与走火入魔，本质上都是反其道而行，使人体功能病态"大者更大，小者更小"，违反了中医"致中和"的最高指导原则。

循环与谐波共振

≈ 血液循环由弹性势能推动

储存在血管壁上的弹性势能在小动脉末梢会转换成动能，之前则一直都在用势能的形式输送能量。微血管网有调控的功能，不能开很多洞，开太多洞血压就会降下来；但是又必须开足够的洞，让不同的地方轮流开，就像轮流灌溉一样。这么多的田是一定要轮灌的，但不能总是灌溉同一个地方，否则其他的地方就都干涸了。但是又不能同时打开那么多洞，只好轮流了。

如果依据流量理论，应该通通打开，有流动就好。但是 20 世纪 70 年代就已经发现了，我们的微血管事实上只开了百分之二，只是不知道原因。我们改从维持压力这个角度来看，就不难理解。如果微血管开到百分之四或百分之五，缺氧指标数值就会变大。一个濒死的病人，微血管开口的比例会更大。

≈ 动脉回流圈与四逆汤强心

手脚及人中的动脉回流圈一方面是为了抵消两边传过来的反射，另一方面是因为圈圈之容积比单管血管大很多，可以加大吸收循环的能力，就像加了很多电容的电源稳定器一样。一条线路，不论传输电波或机械波，要抵消反射是很难的。电路一般都是用四分之一末端，反射的波则相差二分之一波长，一个向上一个向下，所以刚好可以抵消掉，但是这种抵消的方式只限于一个波长，而且要知道波长才能做出四分之一波长的端子。但是到手上来的有那么多的波，有第四、第八、第九、第十等谐波，那要怎么办呢？最简单的方式就是让它们去相碰，总有一个地方是高、一个地方是低，一碰就没有了。通通相碰，就不会反射了。可是相碰完之后，调控不见得那么好，所以这个地方就有很多 A–V Shunt，可以进一步微调，如此一来就可以调控得很好。而微循环本身的许多网状分叉结构，也会大大地降低反射。几个功能相辅相成，反射的控制就完成了。

在正常状态之下，手脚的循环都是有余的，须由 A–V Shunt 送走。所以手脚一发冷或嘴唇一发冷，就是送血不够了，而且是病得很重了。现在我们所用的四逆汤的方子大概就是这个目的——治疗手脚发冷。但是四逆汤等于是强心剂，当归四逆汤虽然比较好，不过还是强心剂，不能当作常规的方法使用。中医是以补为主，不会开药的话，通常开强心或是补肾的药总会有效。但这不是常规，不能老开这种药。一直强心，心脏总会衰竭的。这种药只能救急。四逆汤的逻辑就是这样，手脚一冷就叫四逆，全身的血不够了。血多的话，手应该会很红润，因为氧气供应充足，而 A–V Shunt 开得很大。

≋ 周期与倍频的假设与实验

心脏打的是周期性的波，所以一定要产生一、二、三、四、五的倍频关系，这是数学的结果。一个周期性的函数无法产生 1.5、1.8 等不是谐波的频率。当器官生成、发育的时候，演化上多产生一个频率，身体还是不能发生 1.5 等非整数倍的频率，所以只好按照一、二、三、四、五的关系发展下去。因为我们的心脏是这样运作的，所以打出来的频率关系一定是这样的。内脏的共振频率要符合才能活，不符合这些频率的器官都不能存活。不管是演化或是胚胎发育，一定要按这样的规则，否则就不能生存。如果长了一个 1.5 倍频率的器官，血就会打不进来，因为心脏没有产生 1.5 倍频率的能量。

　　我们是从这边想通的：一定是一个频率对应一个器官、一条经络的关系。后来我们再用实验证明，果然如此。换句话说，这个逻辑思考过程是倒过来的，先要用纯物理、数学的角度来思考。因为用数学与物理来看事情，一定是对的（虽然不一定会存在），没有第二个可能。不过要找出哪一个频率对应哪一条经络的实际关系，就不是那么容易了，我们花了七八年的时间。虽然每一条经络都对应一个频率，这从数学上就可以看到，但因为这是生理现象，为什么肝就是对应一、肾对应二、脾对应三，并不容易理解。我们验证的时候是很小心的，虽然《内经》上有记载，但是求证之前我们仍先秉持质疑的态度。但等求出结论之后，跟《内经》一比较，才发现结果几乎都相同。刚好五脏都是低频、六腑都是高频，令人十分惊讶。并且再去看那些脏器的大小，好像也都是对的，至少前面五个脏都是对的。

﹌ 丹田与精气神

　　血管中血液压力波于中焦的管控点在劳宫，下焦的管控点在涌泉，

175

上焦的管控点在人中。而全身之气，则有不同，此气为运行全身腠理之气。气聚丹田，也就是所谓下丹田、中丹田、上丹田，事实上就是下焦、中焦、上焦之气集中的地方。脚底的涌泉穴类似手的劳宫穴，重要性相同，也是所谓四大急救穴。嘴唇上的人中也是救命穴。这些是调控点，是血管中血压波的管控点；而气聚的地方则是上丹田、中丹田、下丹田，也就是印堂、膻中及丹田。丹田其实不是一个穴道。如果我们把身体看成一个椭圆球，中丹田、下丹田就是椭圆球的两个焦点。这两个焦点有什么特色？假设有一个波从其中一个焦点打出来，例如声波或是光线，就会再聚到另外一个焦点。心脏打出来的波由膻中穴产生，膻中打出来的波会聚在丹田，而丹田打出来的波则会聚在膻中。所谓心肾相交，就气的角度来看，也有这个意思。所以从这里你就会懂中医说的，精要足的时候才有气，气要足了才有神，这就是中国人所说的精、气、神。

因为我们生殖器官的血都是从下丹田来的，精足的时候，要去生殖器官制造材料的下丹田的气才够，男生女生都一样，只是男的比较严重，女的没那么严重。有人说男女相比，一个像跑百米，一个像跑十米。精不足的时候，下丹田的气血就要打开，让血流到生殖器官去制造新的材料（精），所以这时候中丹田（膻中）打出来的波，就无法在这里聚集且反射，因为血液流下去到生殖器官制造材料用掉了，能量跑掉了。所以精不足的时候，中、下丹田这两个能量点就不能共振，所以精不足就伤气。

至于气到神，你仔细观察，我们从头到胸部沿着头及脖子的形状画一个椭圆球的话，上丹田（印堂）、中丹田（膻中）又各是焦点。本来能量是上丹田、中丹田、下丹田这样共振来共振去的，能量在三个焦点之间转换来转换去，不会走掉；可是你一旦有个开口让能量跑掉了，能量便没办法回来，无法运送到上丹田，你的神也就没了。精、气、神是可以这样解释的。

同样的，用脑的时候，本来到头上去的气应该集中在上丹田的焦点，然后反射回到中丹田去。但是如果用脑过度，血就跑到脑子里被用掉了，能量便不足以反射回到中丹田再与下丹田互相反射。所以有人说脑力跟性功能是互相排斥的，这边用多了那边就不行，根本道理是这样而来的。一般来说，我们应该要用奇经八脉的逻辑来思考，因为奇经八脉主要是走全身腠理的气，不走经络的。用这个逻辑来想的话，精气神的意义就清清楚楚了。

虽说气至则血至，但气的焦点（丹田）跟血的控制点并不一样。如前所述，手、脚、人中等动脉回流圈的部分算是血的控制点，也是泄洪道（微循环结构及许多的 A-V Shunt），但却不是气的焦点。因为为了不要让末端的循环干扰到上面的通路，所以循环能量太高的时候就要把它泻掉，而不是反射回去。这些部位若是能量太高，就会干扰到心脏送血的功能，所以才演化成了这样的设计。圈圈的形成就是故意要让两端相碰，而没有所谓高点跟低点，不同的波就可以在不同地方的高低点相碰。此外又有很多的微循环结构把多余的压力波引进来然后消灭掉，如此便不会产生反射的现象。这是故意把反射消掉的，所以不能从共振焦点的角度来看。

回顾与展望

第五章

脉诊与病灶定位

≈（上、中、下）三焦的特有血管共振

上焦、中焦、下焦分别对应的是胆、肺、肾经的三个共振频率。当我们在身体不同部位的血管上量共振频率的时候，我们发现，只要在头上的任何一条血管上量，第六谐波都会高起来；如果是在手上的血管上量，第四谐波都会高起来；而在脚上的血管上量，则第二谐波都会高起来。所以我们得到一个结论：所有到头上的血管，共振频率都是第六谐波，而它与经络穴道的共振谐波是同时存在的。也就是每一条血管都有一个共振频率，而穴道又是另外一个共振频率〔除了下焦肾经（二）、中焦肺经（四）、上焦胆经（六）的血管及穴道是相同的共振频率〕。所以在处理头上的病的时候，这两个频率都要注意——要处理血管的频率，同时也要处理穴道的频率。

譬如说头上的膀胱经受伤，我们在脉诊上看到的就是胆经、膀胱经都出问题了，此时就要同时用入胆经跟入膀胱经的药。所以事实上我们是靠这个来判断膀胱经的伤，看它的问题是出在上焦、中焦还是下焦。同样是膀胱经的问题，配合肾经出来，就知道是下焦的问题；跟着肺经出来，就知道是中焦的问题；跟着第六谐波一起出来，就知道是上焦的问题。这样我们的诊断才会精确到1/44。一个是血管的共振频率，一个是穴道的共振频率，这两者会耦合在一起。

我们的器官是挂在血管上面的，然后它们共振才产生了真正的共振频率。到我们头上去的这些血管，通通都是第六谐波——刚好是胆经的共振频率；到手上的通通跟第四谐波（也就是肺经）有关；到脚上去的通通都与第二谐波（也就是肾经）有关。所以我们可以确定上焦、中焦、下焦的血管频率，而只要是处理上焦的病，就一定要同时处理胆经，不管是上焦的大肠经、上焦的小肠经，还是上焦的三焦经，胆经一定要一并处理，否则这个病断不了根。当然，除了上、中、下焦之外，还要同时治那一条受伤的经，这个病才会好得快，我们用药的精确度才会到 1/22！否则只用一个入膀胱经的药，上中下焦的膀胱经都去了，那药效也不会太好。如果知道是上焦膀胱经受了伤，当然就开一个入上焦膀胱经的药，让药的作用只在头上膀胱经，而不会到脚和肚子上去，让药效集中。

ᕙ 以血管与经络共振定位

至于如何知道问题是在上焦、中焦还是下焦，就要看脉了。假如病因是在上焦的膀胱经，那么一定是第六、第七谐波同时出现问题；假如是中焦的膀胱经，一定是第四、第七谐波同时出现问题；假如是第二、第七谐波同时出现问题，一定是下焦的膀胱经。根据这个二、四、六谐波本身的信号，再加上经络的信号，我们不只知道是上焦、中焦还是下焦，还能知道是哪一个焦的哪一个位置受伤、生病。例如第六、第七谐波同时出现问题一定是上焦的膀胱经，因为这种脉不可能是中焦、下焦的膀胱经。可是我们还得确定是上焦的问题，还是胆经本身有问题，就像第四谐波，也要区别是肺本身的问题还是中焦的病。这需要认真看一看脉，还要摸一摸，亲自检视及触诊。因为由脉判断，可能会有两三个位置都有问题，只有亲自检视、触诊，才能确定哪个位置最严重、要优先处理，或是确定这两三个位置发现问题的先后关系。

　　第二、第四、第六谐波这三个频率就是上、中、下焦血管的共振频率。头上血管的共振频率是第六谐波，中焦的血管像是肝、脾等的血管的共振频率都是第四谐波。穴道的共振频率会被血管所影响。如果我们在头上的血管上量频率的话，只会量到第六谐波，但是若在头上三焦经的穴道上量的话，就会量到第六谐波跟第九谐波。通常来说，血管的振动比较大，穴道（微血管网）的振动比较小。治病的时候一定要考虑上、中、下焦，而第六谐波在头上的每一个共振频率中都有贡献，头上每个穴道都有第六谐波，连第五谐波的胃经共振频率，都受到第六谐波的影响。所以治痤疮的时候，要第六谐波跟第五谐波一起治，脸上的痤疮才会好。事实上长痤疮是因为脸上的循环不好，已有了细菌，再吃些花生等食物，等于是催化它，所以根本上是血液循环不良以致细菌繁殖。西医给的消炎药或是要患者把脸洗干净等，都不是最根本的方法；一定要先把循环弄好，这时候再稍微把脸洗干净就会好了。

☞ 脉诊能量、结构与缺氧指标的互动

　　如果说左手第六跟第七谐波中的能量有一些负，或是血分那列有些负，或是缺氧指标那列的数目很大——大概大到百分之十几，反正超过百分之五就要稍微注意一下，高频的到了百分之十几的话，就要认真看一看了。低频的话像是肝的缺氧指标到三，就要注意了。因为

高频的能量低，所以误差会比较大；而低频能量高，误差会很小，因此稍微大一点就要认真看了。缺氧指标到三就要注意，这时候身体已经有点感觉了。低频的能量很大，变化比例上应该很小很小。表上的N代表正常的意思，缺氧指标是百分比，有的病人严重的话还有到百分之百以上的。

当脉诊中的某条经络能量变成正的、缺氧指标也很大的时候，就代表身体知道局部缺氧了，正在补救当中。肾经的话，缺氧指标若是到四以上就要注意了。这时候代表肾功能开始有一点问题了，但是身体知道要去补救、增加支援，好像大地震后，政府知道要拨款去灾区。这时候能量若变正了，则表示钱已经拨去了，身体开始自我修补，这时就不要去干扰它了，它自己很快会好。如果能量变成负的，表示身上已经没有反应了，好比地方需要很多钱，中央却给不出。通常我们要注意有没有受伤，因为光靠身体自己的血液去冲，可能力量不定而没有办法打通，即使整个肾脏的血去冲，也没有办法达到 0.1 瓦或是 0.2 瓦。心脏已经在供血，但是能够增加循环的部分很有限，所以要特别注意有没有受伤。

学中医是很困难的，没有半吊子一说。学会了，大概所有的病都能治个七八成，再厉害一点，所有的病都能治个八九成。所以不容易学也在这里。不像西医可能只需要看个肝，其他的不需要会。中医没办法，不懂就全不懂，要会就全部会，没有只会一半的。

≈ 由脉诊辨别外伤与姿态不正的要诀

只要看到病人的脉左右不对称，第一个要想到的就是受伤，这一点非常重要。因为我们的身体在正常的状态下一定是对称的，不会一边高一边低，或是一边多一边少。譬如说左边是第六、第七谐波缺氧，右边是第四、第五谐波能量为负，那么第一个就要猜左边上焦的膀胱经受伤，也可能右边胸口（中焦）的胃经受伤。我们从右边胸口去找，一下子就会找到了。对患者说右边胸口可能有一个伤，帮他揉揉，有可能他就开始痛起来了，然后才想起小时候好像曾经跌倒过。事实上除了外感及环境造成的原因之外，使我们身体不好的原因主要有两个：第一个是受伤，第二个是姿势不良。一般来说，假如没有外伤、没有姿势不好，那么病毒等都是过客。一定是自己本身已经先有了问题——外伤或是姿势不好，身上已有个环境不健康的强盗窝了，所以这些细菌、病毒等外来物来了以后，能在身上常驻。这时候只要稍微累一点、虚一点，病就发作了。大部分的病都是这样发生的。所以治疗的时候，要特别注意这两个问题。受了伤，要治疗；姿势不良，也要纠正过来。治病要治本。肝病、肾病、高血压、糖尿病等，都是这些原因导致的。只要知道这两个原则，当然可以用药、用物理治疗，也可以用针灸，但是主要原则就这两个。

缺氧与预防治疗

⌇ 由局部乳酸值检测来侦测癌症与糖尿病

癌症发作的主因也可能是缺氧，由肺功能的指标就可看到初期缺氧情形，但是我们目前不知道它是不是一定会导致癌症。我们曾试着去找出直接关系，但是还找不到。癌症会进一步表现在血分，但是现在血分有病的人很多，不一定是癌症。癌症病人通常第三、第六、第九谐波的血分有负，但是第三、第六、第九谐波血分有负的病人太多了，尤其是超过五十岁的更年期妇女，几乎三分之一有这样的脉。

脉诊仪无法直接诊断出癌症，所以我们现在要开发另外一种仪器，是测试身体上各点（穴道）的酸度的，希望可以帮助诊断癌症。为什么是酸度的测试？因为循环不好的话乳酸一定会上升，而癌症病人——尤其是早期的，会在局部或某一个经络出现很高的乳酸值。如果你是念生物化学的，应该记得 20 世纪 50 年代的时候，有位大师说过：癌症发生的局部一定有糖酵解（Glycolysis），因而必定会产生大量乳酸，造成酸度增加。但是为什么到了现在，这种机器还未能问世呢？因为我们只会量血里面的乳酸，还不会量人体局部的乳酸。而且所谓局部是一个很小的范围，因此这种机器到现在还没有人做出来。

我们刚运动完的时候，乳酸浓度很高，这是正常的。但是如果没有运动乳酸也很高，像是在小肠经量到的乳酸值很高，而在肺经量到的却是正常，这小肠经内就有癌症的可能了。

　　生物能的量测很早就被用来量癌症、糖尿病等。只是这些量测的精密度不够，再现性也不好。其实用生物能来量测糖尿病也是有逻辑的。我们现在知道糖尿病病人血里面的乳酸浓度很高，可是体液里的乳酸浓度可能很低。这一点已经有人提出报告了，只是还没有严格证明。糖尿病病人没办法用糖，但是可以用乳酸，因为乳酸进入细胞不需要胰岛素，它是利用主动运输的方式。所以所有血糖高的病人其血里的乳酸浓度一定很高，但是组织里的乳酸浓度却很低，因为乳酸被他的细胞拿去用了，将乳酸运到细胞里，两个乳酸又可以组合成一个葡萄糖，就可以再回头去参加葡萄糖代谢。所以如果能够局部地测出人体生化代谢浓度，对于提早诊病是很有帮助的，但现在几乎没有机器能测量局部的物质，只能抽血出来再用机器测量。其他如肝指数等也都是全身的。那么对局部能有什么办法？我们在血液中看到的几乎都是内脏的整体代谢产物，譬如说看到糖尿病病人血中的乳酸浓度上升，这些血中的乳酸浓度之所以上升事实上是受肝脏影响的。我们现代医学所使用的方式，能看到的东西不多，譬如说现在查血糖时，还是要把血抽出来，局部能做的检查非常有限。

　　脉诊仪虽然无法诊断出癌症等疾病，但还是可以做预防。我们由观察病人得知，患有恶性肿瘤的病人在发生肿瘤之前，都先是肺功能不好、缺氧，直到第三、第六、第九谐波相位血分不好，就是开始一步步恶化，进而产生肿瘤。所以，如果肺功能很好，而第三、第六、第九谐波也没有瘀的话，就可以确定没有肿瘤。但是反过来不能说肺功能不好，而第三、第六、第九谐波有瘀，就一定有肿瘤，只能说癌症病人大多有这个现象，这是必要条件而不是充分条件。总之，我们平时就要记住，要多保养自己的肺，同时也不要让第三、第六、第九谐波产生负能量，尤其不要在脾、肺经血分有瘀，只要保护脾、肺经（脾统血、肺主气），就能预防癌症。

⇌ 由补脾化瘀改善更年期综合征与过敏

所有患有更年期综合征的人第三、第六、第九谐波能量大多有负，所以在治疗的时候要记得把瘀化掉。这也是为什么大家都说逍遥散、加味逍遥散很好，这些药的作用就是化瘀，这个逻辑很清楚。但是为什么更年期的人会有更年期综合征？这主要是因为雌性激素不足。事实上雌性激素对血液循环的活血化瘀比阿司匹林还好，对血管软化也有效。美国最近花了很多钱开发好几种新药，结果发现药进入到身体后都变成了雌性激素。为什么？这些药已经开发到最后临床测试的阶段了，花了几亿美金最后却以失败收场——吃下去以后变成雌性激素的药，看起来可以治很多病，但是还不如干脆吃雌性激素。雌性激素是非常好的活血化瘀的药，更年期综合征就是因为雌性激素不够，血就瘀了。我们由第三、第六、第九谐波就可以看到这个现象。西医治疗更年期综合征最简单的方法是让病人吃雌性激素，但是中医就会开补脾化瘀的药，其实逻辑是一样的，只是中医的副作用比较少。像一些女性生殖器官的肿瘤，吃逍遥散、加味逍遥散就能够抑制癌症的恶化，因为脾强的话，免疫能力就会加强。所以对妇女来说，吃逍遥散、加味逍遥散不仅有预防癌症的作用，还能顺利地度过更年期。如果一直用雌性激素来维持循环的话，身体其他的器官，如子宫、卵巢、乳房等都不能顺利地退休，岂不累人。基本的逻辑很清楚，补脾化瘀的药有改善血循环、增进免疫力的功效，不只可治疗更年期综合征，也可预防癌症。但是如逍遥散之类的，并不是那么强的药，如果真得了癌症，就必须开更强的药才能维持生命。

过敏体质一般来说都是第三、第六、第九谐波有问题，正值很高的会过敏，负值很高的也会过敏，都是过敏体质。但是第三、第六、第九谐波正值很高的这种过敏体质，不太好医治，而负值很高的过敏体质比较好医治。第三、第六、第九谐波正值很高的代表免疫力太强，随便一个刺激发生，都会过度反应。但为什么第三、第六、第九谐波能量负值高的比较容易医呢？因为这些患者的免疫能力较差，而中药里面补脾的药特别多，中药书籍里面提到补肝、补肾的药多是补脾，所以只要开对药，第三、第六、第九谐波能量为负的过敏体质就可以改善。但是能量为正的就不行，正的就一定要补肾。但是补肾本身就难，而且补肾的那些药效果缓慢，所以比较难治。

通常自体免疫的病人第三、第六、第九谐波都是正的，所以很不好医，这时就要用补肾的药。假如补肾的药开得对，而且维持得很好，就不会发作，不过没办法根治。中医似乎也没办法根治红斑狼疮这种疾病，只能像治疗癌症一样将状况维持住。不过只要患者身体一虚、生活一不规律，就很容易发作。红斑狼疮表面上是免疫力太强，不过换个角度来看，其实是抗体辨别力太差。自体免疫是把自己的组织当作细菌在吃，所以才叫自体免疫，由循环来治是很困难的。

⇒ 经络循环间的血液循环互补造成虚火

能量上升跟缺氧指标上升，两者的意思不一样。通常缺氧指标上升代表局部正在缺氧；但是能量变正了则代表身体自己在治疗，这种八成是受伤，所以要去找出伤处。如果能量已经变成负的，更要观察有没有受伤，但是最好能同时用药。

至于血分结构方面，有的会反映出来，有的不会，要看那个伤的实际情形。血分很少有正的，而其他在能量上有正的，大多是中医所说的虚火。举例来说，假如我头上的胆经受伤了，通常胃火就会上来。为什么？很明显的，本来胆经是供应头上大部分的循环，现在胆经受伤了，头上侧面的供血不足，只好增加头部前面的胃经的供血来部分代偿，这种就叫作虚火。这并不是胃经的问题，而是胆经的问题，身体利用胃经来补救胆经，所以胃经就上火了。像高血压什么的都是这类虚火上升，最后没办法连肝火都起来了。这时候不能去降这个火，而要去补虚化瘀，但是你得知道虚在哪里，因为这种虚火是有一个地方坏了，身体要去补救而产生的。有虚火的时候不能清火。临床上胆经有问题多是胃经来代偿，肝经代偿是很严重的状况下才会发生的，譬如说胆经也堵了、胃经又堵了，这时候肝经就升起来了。

通常胆经一堵，一定是胃经、膀胱经先升起来，这样通常就撑住了。但是假如胃经再有一点问题的话，肝火就会起来。因为其他经络，如大肠经、小肠经的能量比例都太小，只能靠肝经，肝的能量最大。肝的能量振幅单位是八十几，所以肝只要代偿百分之五，就等于大肠经所有的能量了。大肠经的能量振幅大概是四，三焦经大概是三，小肠经大概是二，脾经大概是四十五，肾经大概是六十几，加起来的振幅以一百为基础，如此我们便晓得各种经络间能量振幅的比例关系了。老鼠的经络能量的比例跟人不完全一样，但不会相差太远，所以老鼠的经络能量也可以当作参考。从我们所附的表（见表5.1）上可以看到，越高频的部分能量比例就越小，假如肝增加百分之五，那就是增加总能量的百分之三到百分之四了，比第八谐波的总量还多。所以肝经的影响很大。故肝火上升一点点，头上的整个循环就都够了。像胆经的能量也很少，我们的肝火上升六七个百分点的话，就快等于胆经的总能量了。肝经虽然没有往头上走，但是有络到百会穴，是供血给末脑等的最重要的部位。所以肝经能量上升就能维持头部的供血了。

表 5.1　正常人脉象中各谐波的能量振幅分布比例关系

谐波	振幅	振幅比
0	3374.976	100.000
1	2708.758	80.38841
2	1794.550	53.67083
3	1358.582	41.03000
4	748.4352	22.52001
5	573.4692	17.64398
6	412.6958	12.48220
7	230.9098	6.949338
8	131.7607	3.963352
9	85.88939	2.626356
10	59.40048	1.791302
11	39.43008	1.183306
12	27.08938	0.811512

≳ 失眠与脑缺氧

我们说过失眠也是因为脑部的循环不足，很多病人都睡不好，至少有两个可能的原因：一个是胆经的问题，一个是心肺功能不好。如果心肺功能不好，全身常常在缺氧的状态，所以脑部也会缺氧，这种病人很多，比胆经不好的病人还多，而且比较难治，因为要补回心肺功能并不容易。有些病人小时候摔过，脊椎歪掉压到了心肺，所以心肺功能不好，以致晚上睡不好，尤其是冬天更为严重。如果脊椎歪了几十年，一定要慢慢矫正过来，否则一到氧含量低的地方就会受不了，到了氧气不够的地方就会睡不着，因为睡着时呼吸的量较浅，氧气交换更差，脑缺氧到受不了，就不让你睡得很沉了。

复健与运动生理学

脖子与脊椎复健

我们的脊椎不但会左右弯，还会前后弯，对于神经传导以及动脉弓传下去的共振，全部都有不得了的影响。而且脊椎旁边是什么器官的俞穴，就会影响什么器官，因为各个俞穴下面就是掌控器官血流的神经节。这种脊椎病蛮难治的，不要想能在三五天内治好，但是从这里下手就能让病人越来越好。我比较赞成用复健的方式，让病人的脊椎变健壮，然后慢慢推回原位，而不要一下子就用太激烈的方式。老年人的话更是如此，他们恢复得比较慢，因此就要用更温和的方式复健。此外，还可以让他们做些运动。治病最好不要等到很严重才治，尤其是自己的亲人，或是常常来给医生看的病人，为什么要等到那么严重才治呢？等治不回来了才开始，等于是自找麻烦。最好治的是刚刚受伤、还在高血压或缺氧期的时候，那一下子就可以治好了。

复健脊椎不要做太激烈的动作，平时可以常常左右晃，还有一些像是龙游功等诸如此类专门运动脊椎骨的功法也可使用。基本的逻辑就是想要血循环进来，最简单的方法就是在局部制造一个有点像心脏的结构，让它一松一紧、一松一紧，而且这个一松一紧的动作最好能配合心跳，那么血就会进来。血液本来就是被压力压进来的，所以我们在局部配合一个一松一紧、一松一紧的动作，在局部制造一个会吸的泵，本来不到这里来的血，现在就会被硬吸进来，达到改善循环的目的。这是基本原则，但是运用之妙，存乎一心。脖子歪了，就要常运动脖子；脊椎左右歪了就左右动。人的脊椎大概都会有点歪，尤其有些女孩子为了装作妩媚可爱的样子喜欢歪脖子，这对脊椎很不好。有这种习惯性动作的女生若求诊说浑身不舒服，你可以告诉她不要歪脖子就好了。脖子是最容易受伤的部位，因为其他部位的脊椎骨肌肉都是横向拉的，而脖子的肌肉是直着拉的，经络多，而且是入口的地方，跟外面接触的机会多。所谓脊椎骨最容易病，就是指脖子。

⇒ 命门与腰椎复健

其实腰椎也容易出问题，因为很多人命门不够松，这也是大多数患者下背痛的原因。因为命门与肾有关，所以会反映到冠状动脉的循环。命门不松、心肾不交，心脏就比较容易超载而缺氧，然后命门就越不松。两者一直恶性循环就会导致下背痛，甚至引发更严重的病。

命门在肚脐眼正后方，一般来说下背痛也多在那个位置。其实人最容易出问题的部位就是颈椎，再来是腰椎。平常我们要了解自己的命门松不松，要先用一只手去摸自己的命门，坐正之后摸起来软软的、蛮有弹性的就很好。若是一摸就摸到骨头，一节一节都摸得到的，就是不够松，久而久之就会伤及心脏，然后就很容易背痛、下背痛。所以平常病人一抱怨下背痛，马上摸摸他的命门，就能知道大概是这个原因。

命门应该是身体坐直时摸不到骨头才好，在命门处摸得到骨头就是不对。这点在保健上至为重要。只要坐的时候不要特别靠东西，命门自己就会松了。不靠东西，命门处若要平衡，坐姿就会自动地调整而转动。你往后面用力一靠，命门就突出来了。坐姿的问题是很多人所忽略的，但影响真的很大。有一些医生虽然医术很好，但自己坐姿都不对，结果自己都不健康了，怎么有说服力？

命门这个位置，中医之所以会叫它命门，是因为其直接跟肾及冠状动脉有关，这个是我们观察得到的结论，但是并不确切知道为什么。我们看到好几个病人，心脏莫名其妙地衰竭了，后来检查发现都是命门受伤。所以一个人的心脏要健康，除了心肺部位的放松之外，命门是个最重要的观察点。通常你腰酸背痛的时候，命门不松，背后的脊椎骨就吃力了，因为它不在一条线上，而且这会影响心脏，所以很容易就导致下背痛。日本人跪坐有优点也有缺点，优点是跪坐的话背会打得很直，命门也会松，缺点是腿部循环被压到，下肢发育会受影响。所以过去日本人的小腿比较肿大而且平均身高不高，可能就是这个原因。

站桩补肾与霸王举鼎

要让命门松有一个最简单的方法，就是你面对墙半蹲站好，胸口尽量去靠墙，这样既可以松命门又可以补肾。其实肾虚的人叫他一天好好站三次，补肾的效果是什么补肾药都比不上的，问题是要有耐心。国术里面的基本功，就是站桩，而站桩最重要的部分就是下盘，这个功夫非常补。我们做过实验，站桩过后去量脉，肾就补起来了，命门也松了，心肺也开了。脚在用力，所以气血都往下，肾就自然补起来了。这个动作不用花钱也不用吃药，而且又没有副作用。不过如果是老人家的话，当然还是给他补肾的药比较方便，叫他们做这个动作，可能受不了。肾一补起来，心肾一交，全身的循环量都会增加。

另有一个动作叫作"霸王举鼎"，是把膀胱经的气拉下来，所以第七谐波的能量会掉下来，也会把头上的血拉掉，但是上述站桩动作就没有这个副作用。霸王举鼎适合第二谐波负值很高、第七谐波正值很高的人，这种人通常有点走火入魔，欲望很强但不能控制。一般来说第二谐波是阴的，而第七谐波是高频的，高频掌管情绪欲望，所以一个是肾阳、一个是肾阴，所以假如第七谐波是正值的话欲望会很强。平常我们刚感冒的时候，常会有这样的现象，这时候最麻烦，因为此时的第四、第七谐波为正是假的、虚的，假如再用掉能量的话病会更重，至少多躺三天。你下次感冒时可以感觉看看。第七谐波正值很高的人容易有这个问题，这种就是阴虚火旺，越阴虚火旺就需求越多，需求越多就越阴虚火旺，《红楼梦》里面描述了一大堆这种病人。

≥ 运动时心跳加速的原因与极限

为什么人在运动的时候心跳会变得比较快？心跳变快的话，不是没有办法跟器官互相配合共振了吗？你仔细看一下，我们内脏的弹性系数不是线性的，而是往上翻扬的，压力越大的时候，内脏血管就越硬。所以当你一运动，心跳就会变快，心跳变快的同时，血压就会上升，器官就会变得比较紧，自然频率就会变高，因此这个时候还是能配合共振的。但是我们运动到心跳为平时的 2.5 倍的时候，大概就是极限了，再上去就会有生命危险。2.5 倍是什么意思？这就是说你的心跳因为血压上升而增加了 0.5 倍的那部分。因为倍频增加的是两倍的部分，而那个 2.5 倍事实上是血压升起来后肾脏的共振频，所以这个时候比较接近的是第二谐波、第四谐波、第六谐波有血，第一、第三、第五谐波没有血。这个时候你的手、脚、头部有血，可是吃下去的东西都酸了，因为胃中没有血了。所以长时间的激烈运动，常常会有呕吐的现象，因为胃里面的东西发酵了，没有血进去，细菌生长快发酵也快。这样去思考运动生理学就比较容易理解。

就人类来说，练气练得很好的人心跳会稍微快，现代田径运动员的心跳则会稍微慢。一般来说，运动员的平均寿命比一般人稍短，而很好的运动员的平均寿命就更短了。包括很多奥运金牌得主，他们的平均寿命还不到六十岁。他们的心跳每分钟平均比正常人低十次——约六十次到六十五次，一般人是七十次到七十五次。练功的人则是七十五次到八十五次左右（这是指练功正确的人）。

这个道理大概是这样的：我们的身体中每一个器官都有一个共振频率，但是我们的肌肉是以多大块的面积当作一个共振单位，则是每一个人都不一样的。练功的人最重要的一件事就是要放松，放松之后，共振单位才会变得比较小——血流不会在某些大块肌肉内。站在心脏的立场来看，就好比小动物的心跳要快，而越大的动物心跳越慢。如果身体放松，共振单位就会变得比较小，心跳就像小动物的一样变得比较快。身体放松的状态对健康是比较好的，比较不容易老化而长寿。但是我们在做长跑、短跑这类运动的时候，身上的肌肉会变成整块在协调，所以就变成了很大的一个共振单位，这时候心跳就会变慢，对身体来说是比较不放松的状态，换句话说就是比较紧，容易短命。当然，并不是所有的运动员都短命，打网球和游泳就对健康很好。

胎教与电磁场的影响

　　妇女怀孕时，常被要求心平气和，多听古典音乐，多想快乐的事情等等，以求生出健康快乐的婴儿，其中的道理又是什么？

　　胎儿的循环系统是独立于母亲的循环之外的，胎脐带只容许营养等小分子通过而已。血液的压力波是无法直接由此过去的。但是母亲心跳的压力波能够经过羊水包传到婴儿的体内，这种羊水包的结构是血液压力波在血管之外的最佳传导途径，因而母亲与胎儿的心跳有相辅相成的效果。母亲的心跳与胎儿的心跳如有整数倍的关系，则可互相加强，进而互相帮助。如果母亲心跳忽快忽慢，则胎儿的心脏必定受到不良的影响，因而无法好好控制自身的血液分配，影响胎儿自身的发育。

　　由此看来，若说母亲吸食烟、酒、毒品等可以通过胎盘的小分子会影响胎儿的发育，那么母亲的心跳平稳、安宁，则是促进小生命健全生长的绝佳助力。这或许就是胎教的效果吧！而母亲随着春脉弦、夏脉洪、秋脉毛、冬脉石的变化，也可能对胎儿的个性、体能有些影响，这与生辰八字又有些关系了。

　　这个想法一直在我心中盘桓，后来我看到了一篇介绍性的文章，文中说婴儿的出生是母亲与婴儿共同的努力，但是决定婴儿出生的第一道指令是由婴儿发出的。所以婴儿出生的日子与时间与其本身的生物周期有关，也就是与婴儿的性向有关。因而更让我相信生辰八字与人的性向，还是有关联性的。由此推论，选择时辰来剖宫生产或是因难产而久久生不下来的婴儿，其生辰八字就比较没有参考价值了。

⤳ 电磁场如何影响人体与个性

　　练功与看风水的人，经常强调磁场的重要性。事实上我们的身体的确会受到电场跟磁场的影响，但是电场不会渗透、穿过我们的身体，主要会穿过去的是磁场，但是稳定的磁场本身不会作用于身体，只有变化的磁场才会影响身体。真正会对身体产生作用的还是电场，而且是从磁场之变化产生的电场。所以稳定的磁场其实对身体没有什么影响，有影响的是变化的磁场产生的电场的作用。假如你熟悉电场与磁场之间互相联动的麦克斯韦方程组（Maxwell's equations），就会知道变化的磁场所产生的电场一定跟磁场是垂直的，所以这时候变化的磁场所产生的电场会在细胞膜跟酶的活性中心的位置，因而会对身体产生非常非常大的影响。我们做过实验，差不多 0.1 毫伏电压感应出来的电流强度对身体就有影响。

　　这对我们的身体会有什么影响？我们现在说在磁场，但事实上并不是真的磁场的影响。因为地球的磁场跟大气层中的电离层，有点像是电磁铁的线圈及铁芯，一样是阴跟阳的两面——就是因为有地球磁场，所以才有外面的电离层；因而电离层所有的变化都会造成对地磁的干扰，这两者是不能分开的。现在有人说我们会受到地磁的影响，事实上主要是受到电离层的影响，因为电离层有一个大概为 8 赫兹的共振频率，叫作舒曼波（由一位名叫舒曼的人发现，是以地球当成天线的共振波），它所造成的磁场变化会影响人体。

　　算命时听说的不同的命宫、不同的星座，事实上就是太阳系在宇宙中不同的位置的时候，人体接受到不同的电磁场干扰地球的舒曼波的共振，所以在不同时辰出生的人或不同星座的人的基本个性就会有些不一样。现在这类研究累积的资料表明，这一现象出现的概率已经远远超越偶然发生的概率。所以有些星座的人就是特别适合管理，有些人就是特别适合做生意，这些相关性在统计上都是有意义的，并不完全是偶然发生的，人的个性可能真的会受到出生时的共振频率的影响。

　　我们的脉可能并不会直接受到影响，因为这种电磁波比较可能是经过细胞膜的接受体或是酶的活性中心的位置去作用，因此影响的层次不一样。譬如说因为你的某种酶突然间变得比较活跃，或者是某种神经传导物质效率变得比较高，所以你的情绪变得比较高或是比较低——影响的作用是在这里，跟脉一般没有直接关系。但目前还没有仪器可以测出这种电磁。有关电磁场干扰的研究我也做过一段时间，发现像免疫等能力还是会受到影响，还有刚刚提过的对酶的活性的影响。对电磁波的隔绝其实很容易，只要挂个铜网就行了，电场最容易挡，住家的铁窗也就可以挡掉了，拉个大铁窗就有这个效果。电场我们一般不怕，怕的是变化的磁场。事实上高压电也会产生一些磁场，但是高压电放出来的主要是电场。如果是电场变化所产生的磁场，那么只要我们把电场挡住了，磁场也就过不来了。为什么这种地磁影响比较深远？因为地磁跟电离层是一体的两面，所以很难挡住它，但高压电比较容易挡住。

　　我们一般常用的家电用品，像是手机等的高频电磁波，基本上是不会影响人体的，因为频率很高，而且所用的基本频率不会改变。但是因为要传递信息，所以要调变，假如手机的调变频率是在 8～9 赫兹，那么对人体就会有影响。不过现在手机的基本频率大概都在 100 000 000

赫兹以上，这种频率对身体大概只有加热的效果。但是还有一个问题，调频之后可能会产生另外一个频带。练功及看风水的人一直在强调这个，应该是有逻辑的，变化的磁场对身体可能真的有很大的影响。所以一般来说，建议练功的时间，都是磁场最稳定的时候。